AF612084

# ÉTUDE

SUR

# L'HYPNOTISME

## LES FAITS
## LES THÉORIES, LES DIFFICULTÉS

PAR

UN PROFESSEUR DE SCIENCES

25 Centimes

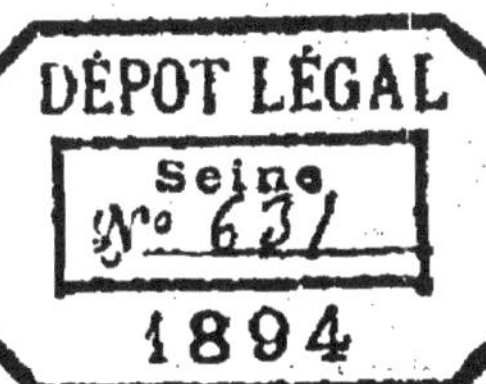


PARIS
BONNE PRESSE COOPÉRATIVE
2, SQUARE ET RUE LOUVOIS

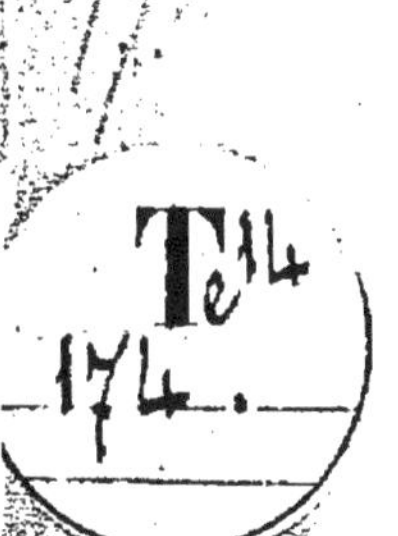

# BONS LIVRES

## EDITIONS EXACTES, BELLES ET A BON MARCHE

**Collection in-8° écu, à 1 franc** *(Prix fixe, plus le port)*

**Œuvre honorée des approbations, des éloges, des vœux et des Bénédictions de S.S. Léon XIII**

DE PLUSIEURS CARDINAUX ET D'UN GRAND NOMBRE D'ÉVÊQUES

« Votre œuvre des BONS LIVRES est vraiment excellente. Rien de mieux n'avait été fait pour vulgariser les chefs-d'œuvre de la littérature chrétienne. Par l'heureux choix des ouvrages, par les notices historiques et explicatives dont vous les avez enrichies, vos publications serviront à former la bibliothèque de toutes les personnes cultivées; elles offriront aux Directeurs des écoles chrétiennes une collection parfaite de **Livres de prix** et de **Livres de lectures** accessible aux plus modestes bourses. Vous contribuez ainsi à les éloigner de ces ouvrages insignifiants qui pullulent partout aujourd'hui et vous exercez excellemment l'apostolat de la presse...

ERNEST, év. de Rodez et de Vabres.

**EN VENTE**

S. S. LÉON XIII : Lettres apostoliques, Encycliques, Brefs (*nouvelle édition*)... 2 vol.
**Encycliques de Pie IX, Grégoire XVI, Pie VII**.......... 1 vol.
FRAYSSINOUS : Défense du Christianisme.......... 2 vol.
BOSSUET : Œuvres philosophiques, 1 vol. — Œuvres historiques, 1 vol. — Oraisons funèbres, sermons pour vêtures, 1 vol. — Sermons, Panégyriques, etc., 3 vol. — Elévations sur les mystères, 1 vol. — Méditations sur l'Evangile, 2 vol. — Mélanges : Controverse. — Discours sur l'unité de l'Eglise. — Exposition de la doctrine catholique. — Lettres de piété et de direction. — Opuscules. — Table générale des 10 vol. 1 vol.
S. FR. DE SALES : Avis de l'éditeur, notice, éloges, *Introduction à la vie dévote*. Texte intégral, 1 vol. — *Traité de l'amour de Dieu*, texte intégral, 2 vol. — Sermons authentiques. Entretiens choisis. Opuscules, 1 vol. — Lettres spirituelles.... 1 vol.
B. PASCAL : Biographie, *Pensées* et *Opuscules*.......... 1 vol.
J. DE MAISTRE : Soirées de Saint-Pétersbourg.......... 2 vol.
MASSILLON : Conférences ecclésiastiques et discours synodaux, 1 vol. — Petit Carême, sermons choisis.......... 1 vol.
J. DE MAISTRE : Du Pape, 1 vol. — Considérations sur la France, etc.......... 1 vol.

***SOUS PRESSE :***

MASSILLON : Sermons choisis (*suite*). Pensées diverses, Lettres.......... 1 vol

**EN PRÉPARATION :**

JEANNE D'ARC : Sa vie, son martyre, sa mémoire, d'après les chroniqueurs, les historiens et les artistes.......... 1 vol.
PÈRES APOSTOLIQUES : Introduction, texte grec, traduction française.......... 2 vol.
**I. Chefs-d'œuvre des auteurs français anciens et modernes**, les plus utiles aux ecclésiastiques et aux laïques instruits. Environ 150 volumes.
**II. Constitutions et décrets des Conciles œcuméniques; canons des Conciles particuliers. — Choix des lettres des Papes. — Chefs-d'œuvre des Pères latins** : texte et traduction française en regard. — Environ 50 volumes.
**III. — Chefs-d'œuvre des Pères grecs**, texte et traduction française en regard. — Environ 20 volumes.

Chaque volume est enrichi d'une table alphabétique et d'une table des textes de l'Ecriture sainte.

La collection formera une bibliothèque numérotée qui se terminera par des tables générales très complètes, concordance très précieuse pour l'homme d'étude, vrai dictionnaire de la bibliothèque.

# L'HYPNOTISME

M. Charcot était une haute personnalité scientifique; aussi sa mort est-elle un événement dans le monde médical. Mais l'illustre médecin de la Salpêtrière avait tiré de ses études des conséquences hardies qui avaient ému les catholiques : il faisait ouvertement, quoique dans les termes courtois, la guerre au miracle et à plusieurs faits surnaturels que nous regardons comme l'œuvre de Dieu; à ce titre, M. Charcot s'était acquis une célébrité très discutée. Pour les uns, il avait pour mission de démasquer toute superstition religieuse; pour les autres, c'était un sectaire fanatique, dont les travaux, inspirés par la haine, ne méritaient pas d'être pris en considération.

Nous abandonnons ses intentions au Dieu qui les a jugées. Mais son œuvre nous reste, et nous devons l'apprécier : nous resterons justes et modérés, même en usant parfois de paroles sévères. Ce n'est point à sa valeur médicale que M. Charcot doit sa réputation extérieure; son nom a été rendu populaire par ses études et ses théories sur l'*hypnotisme* et l'*hystérie*. Sans doute, il n'a pas été seul à faire des recherches sur ce sujet ; MM. Voisin, Bernheim, Beaunis, Liégeois, Liébault et bien d'autres docteurs ont, peut-être autant que lui, avancé la question; mais, dans le public, son nom demeure attaché à la science nouvelle des faits hypnotiques. Les lecteurs des *Questions actuelles* nous sauront gré de toucher ici, en peu de pages et en termes très clairs, les points les plus intéressants d'un sujet si discuté de nos jours.

Pour procéder avec méthode, nous présenterons séparément les *faits*, les *théories*, les *difficultés*, qui ont trait à l'hypnotisme. Les faits sont très connus, relatés en des milliers de livres; il suffira d'en donner un tableau abrégé. Les théories sont provisoires assurément; mais on se livre, de part et d'autre, à de tels égarements, qu'il sera bon de se frayer, au travers de tant de faits, une voie sûre, où le bon sens et la foi soient également respectés. Enfin, quoi qu'il en soit des théories, nous sommes d'ores et déjà en mesure de défendre nos croyances catholiques contre les objections plus ou moins explicitement énoncées par M. Charcot. Ni la liberté, ni le miracle, ni les grâces surnaturelles n'ont été submergé par le flot envahisseur de la science hypnotique.

# CHAPITRE PREMIER

## LES FAITS HYPNOTIQUES

### 1. Qu'est-ce que l'hypnotisme ?

L'hypnotisme est un « sommeil somnambulique provoqué ». Il manque à cette définition de Littré d'exprimer la part qui revient à la *suggestion* dans les phénomènes opérés durant ce sommeil. Le sommeil hypnotique diffère, non seulement de l'état de veille, où notre volonté garde son empire sur les facultés, mais aussi du sommeil ordinaire, où toute relation active avec le monde extérieur est rompue, et du sommeil somnambulique, où les actes extérieurs ne sont pas dirigés par une volonté étrangère au sujet endormi. Disons donc que l'hypnotisme « est un sommeil artificiellement provoqué, et dans lequel une volonté étrangère au sujet prend la direction de toutes ses facultés ».

Comment fait-on pour provoquer ce sommeil ? Les procédés sont très nombreux; voici celui que recommandait Braid : Prenez un objet brillant, tel qu'une lancette, une bande de métal, etc., et tenez-le au-dessus du front et à une distance de 15 à 20 centimètres des yeux du patient, en lui ordonnant d'avoir constamment les yeux fixés sur l'objet, et l'esprit uniquement attaché à l'idée de cet objet. Après quelques instants, les pupilles se contractent d'abord, puis se dilatent, et enfin les paupières se ferment involontairement, avec une sorte de vibration. Ainsi, la fixité du regard, la convergence des axes visuels dans un état de strabisme interne, telles sont les circonstances les plus importantes pour la provocation du sommeil. Peu importe, d'ailleurs, la nature de l'objet considéré. La fascination et les passes de l'expérimentateur ne sont nullement nécessaires. Pour certaines personnes nerveuses, un bruit strident, une lumière vive et soudaine suffit à les endormir.

Qui peut hypnotiser? Il est certain que tout opérateur ne réussit pas au même degré. La puissance de l'hypnotiseur est, en général, proportionnée à la force de son tempérament. Dans une affaire où il s'agit, comme nous le verrons, d'exercer un empire absolu sur des volontés affaiblies, sur des facultés que le sommeil a jetées dans le désarroi, le succès sera d'autant plus sûr que la suggestion procédera d'une volonté plus ferme et d'un caractère plus énergique.

Qui peut être hypnotisé? Il ne paraît pas qu'il y ait des natures absolument rebelles au sommeil hypnotique. Quiconque livre sa volonté et se soumet à autrui peut être endormi et dirigé par la suggestion. Il est probable qu'on peut toujours résister à l'influence d'un hypnotiseur : en d'autres termes, on n'est pas hypnotisé malgré soi. Mais, une fois qu'on s'est donné à un opérateur, il peut endormir le sujet à son insu. Les personnes faibles peuvent de même être endormies sans avoir donné leur consentement, lorsqu'elles n'opposent pas une forte résistance. Pour obvier aux inconvénients graves d'une telle facilité, M. Liégois proposait naguère de pratiquer la *vaccine suggestive* : après qu'un médecin aurait reconnu dans une personne les dangers auxquels l'expose la faiblesse de son tempérament, il l'endormirait et lui intimerait l'ordre de ne jamais céder à l'avenir à aucune influence hypnotique. Pour combien de temps le vaccin vaudrait-il?

D'une façon générale, on est d'autant plus susceptible d'être hypnotisé qu'on est plus nerveux. Les personnes *hystériques*, en qui la névrose se manifeste soit par des crises nerveuses, soit par des anesthésies locales et momentanées, sont les meilleurs sujets. Le nombre s'en accroît aujourd'hui, surtout dans les villes : les nerfs se développent aux dépens des muscles : par défaut d'exercice physique, ils se chargent d'un excès d'énergie; heureux encore, quand ils ne sont pas surexcités par des boissons alcooliques ou par des impressions vives trop multipliées.

Le sommeil, ainsi provoqué, peut durer longtemps : la personne hypnotisée peut, à la longue, revenir spontanément à l'état normal; pour hâter ce retour, il suffit de souffler sur les yeux.

Rien de nouveau sous le soleil : les anciens pratiquaient l'hypnotisme; dans l'Inde, on est très avide du merveilleux qu'il produit; nous avons tous connu ces dormeuses, diseuses de bonne aventure, autour desquelles on rassemble les badauds dans les foires. L'hypnotisme est un nom moderne d'une chose fort ancienne. Il a d'étroites relations avec le somnambulisme, le braidisme, le spiritisme peut-être. Ce qui est nouveau, c'est son entrée dans la science. Depuis quinze ans, on l'étudie comme une branche de la psychophysiologie : les médecins expérimentent sur les sujets endormis comme sur des malades en consultation. Les savants prennent à tâche d'écarter le merveilleux et l'extraordinaire, pour saisir sur le fait les phénomènes naturels. On a trop ri de ceux qui ont fait les premiers pas dans cette voie : on les a accusés de « mysticisme ». Ils ont eu raison cependant de cultiver un champ laissé en friche, sur lequel les charlatans seuls osaient mettre le pied. Nous y gagnerons de mieux connaître la nature, de mieux comprendre et de traiter plus sagement certaines infirmités.

## 2. Les divers états de l'hypnotisme.

Que devient la personne tombée dans le sommeil hypnotique ? Elle est susceptible de passer par trois états divers, bien reconnus de tous les docteurs : la catalepsie, la léthargie, le somnambulisme. L'École de Nancy et l'École de Paris ne sont pas d'accord sur la question de savoir si tout hypnotisé passe, successivement et toujours dans le même ordre, par les trois phases : d'après les docteurs de Paris, l'hypnotisé n'est conduit au somnambulisme qu'à travers les étapes de la catalepsie et de la léthargie; ceux de Nancy enseignent que la suggestion met le sujet, du premier coup, dans l'état que désire l'opérateur. Laissons de côté la discussion, et analysons les phénomènes.

La *catalepsie* est un état de raideur musculaire où le sujet garde infailliblement la situation dans laquelle le met l'expérimentateur. S'il est roulé par terre, il peut être saisi et jeté de côté et d'autre comme un paquet inerte, sans donner le moindre signe de sensibilité. Quelque pénible que soit la position qu'on lui donne, il contracte les muscles pour la garder indéfiniment; par exemple, s'il ne s'appuie que par la main sur une barre de fer élevée, son bras étant horizontal, il demeure suspendu comme une pièce rigide et inanimée. Evidemment, la fatigue est extrême; mais elle n'est ressentie qu'après le réveil. Est-il besoin de dire que des pratiques, si dommageables au patient, devraient être interdites par la loi dans tous les lieux où il ne s'agit que d'amuser le public ? De singuliers phénomènes de transport par les aimants ont été remarqués sur les cataleptiques. Ainsi, supposez un hypnotisé en qui on vient de provoquer au bras droit une contraction violente, l'approche d'un aimant suffit pour transférer au bras gauche l'état du côté droit. Il arrive même que, par le moyen d'un aimant, l'état d'une personne puisse être transporté à une autre assise à ses côtés.

Un léger frottement au coude ou au sommet de la tête peut faire succéder la *léthargie* à la catalepsie. L'hypnotisé ouvre les yeux, ses membres reprennent leur souplesse, et il peut faire des actes qui soient le complément naturel des actes qu'on lui fait commencer. Il n'est pas spontané, sa sensibilité est encore endormie; mais la vie végétative est plus active. Des exemples vont faire comprendre ce nouvel état. Vous fixez le regard de la personne en léthargie; dès lors, ses yeux ne se détacheront point des vôtres. Vous pouvez tourner autour d'elle dans la chambre, elle se tourne comme vous pour ne point vous perdre de vue. L'expérience serait la même, si vous attiriez les yeux de l'hypnotisé sur un miroir, sur une vive lumière : la fascination produite amène tous les actes réflexes qu'elle impose. Prenez les deux mains de l'hypnotisé à genoux, et joignez-les dans l'attitude de la prière : vous verrez alors les traits du sujet prendre le rayonnement extatique qui convient à la contemplation. Au contraire, fermez-lui les poings et mettez son bras en état d'agression, et aussitôt les yeux et le visage s'animeront comme dans la colère.

Enfin, dans le *somnambulisme*, le sommeil est plus léger encore. Le sujet n'a rien qui ressemble à une masse sans vie, il a les yeux ouverts, il voit, il entend, il parle, il a presque toutes ses facultés en état d'activité. Vous diriez une personne éveillée. Mais bientôt, vous constaterez qu'elle ne se possède point : vous pouvez exercer sur elle un empire presque absolu. C'est proprement cet état qui constitue l'hypnotisme ordinaire et dans lequel se passent les phénomènes classiques que nous allons décrire. La suggestion verbale est le moyen qu'emploie l'opérateur pour diriger à son gré toutes les puissances du sujet.

### 3. Troubles opérés dans les facultés mentales.

Laissons de côté la question de supercherie, les charlatans la font largement entrer, il est vrai, en ligne de compte ; mais, il est désormais établi que les faits hypnotiques sont réels, et que, malgré bien des cas d'erreurs, ils ne sauraient être révoqués en doute d'une façon générale. Les sujets hystériques sont généralement fourbes et menteurs; on ne saurait trop s'en défier; mais les expériences ont été assez nombreuses et assez variées pour que nous admettions en toute sûreté les faits qui suivent.

Les sens externes peuvent tous être troublés, soit en ne percevant pas leur objet propre, soit en prenant une acuité et une puissance anormales. Un sens peut être perverti de deux façons, soit en ne percevant pas l'objet présent, soit en percevant un objet qui n'est pas. C'est ce que nous allons éclaircir par des exemples.

L'hypnotiseur peut interdire la vision d'un objet ou d'une personne. M. Charcot le pratiquait souvent à la Salpêtrière. « Quand vous serez éveillée, disait-il, vous ne verrez pas monsieur. » Il réveillait la personne hypnotisée, et, de fait, elle ne voyait pas le monsieur interdit. Elle se butait contre lui sans le voir, s'il se mettait entre elle et la fenêtre, elle n'avait que la sensation d'un nuage épais qui lui dérobait le jour. Qu'il prît un pardessus, un chapeau, elle riait aux éclats de voir ainsi des objets s'agiter sans support au milieu des airs. Assurément, l'objet interdit faisait une impression sensible sur son œil; mais la défense reçue la rendait inattentive à tout ébranlement venu de lui.

M. Charcot imposait aussi la vue d'objets qui n'existaient pas. « A votre réveil, disait-il, vous ouvrirez ce livre et vous y trouverez votre portrait. » Une fois éveillé, son sujet prenait nonchalamment le livre désigné, en feuilletait les pages, et bientôt souriait de contentement. « Pourquoi riez-vous? — Mais je viens de trouver mon portrait. — Cela, votre portrait? — Mais vous le voyez bien. » La conviction était si forte qu'elle produisait toutes les impressions qu'eût produites la vue réelle du portrait.

Les autres sens sont aussi faciles à induire en erreur. « Prenez ce verre, et goûtez cet excellent Bordeaux. » L'hypnotisé saisit avec avidité le verre qui ne contient que de l'eau fraîche, et il ressent tout le bien-être d'un vin généreux. Si l'on suggère que le liquide est du vinaigre, le malade y goûte et le rejette avec répugnance; si on le persuade que c'est de l'ipéca, l'idée du vomitif produit le même effet que la substance réelle. Il est aisé de persuader le sujet qu'il entend une belle musique; si l'air lui est connu, il bat la mesure, il marche au pas, il en fredonne la mélodie. Ces faits et mille autres se rencontrent à chaque page des livres écrits sur la question qui nous occupe.

Mais la suggestion peut encore donner aux sens une acuité extraordinaire. Les yeux deviennent plus perçants; des caractères fins sont déchiffrés à des distances qui dépassent la portée ordinaire. L'odorat est plus sensible, de même que le goût est plus délicat : une goutte de liqueur versée dans un grand récipient sera sentie, ainsi qu'un parfum répandu dans l'air à dose infinitésimale. L'ouïe est aussi plus parfaite et suit au loin des conversations tenues à voix basse. Tout cela n'a rien qui puisse surprendre : la suggestion appliquant le sens à un objet déterminé et le détachant de tout autre, l'attention est ouverte aux moindres impressions qui en émanent.

Mais ici, nous côtoyons le merveilleux, et le lecteur se demande sans doute si la suggestion ne peut pas aussi faire percevoir des objets qu'on croit communément hors de la portée des sens. Nous y reviendrons plus loin. Disons seulement ici que jamais on n'a bien constaté la vision des corps cachés par des écrans opaques. Par exemple, dans le cas où M. Charcot avait interdit la vision d'un Monsieur, il voulut s'assurer si l'hypnotisé voyait les objets placés derrière lui. « Voyez-vous le bouton de la porte, dit-il? — Non. — Comment ne le voyez-vous pas, puisqu'il n'y a rien entre vous et la porte? — Je ne sais pas, mais un nuage noir s'est mis entre la porte et moi. »

Les facultés internes ne sont pas moins troublées que les sens extérieurs. La mémoire peut être abolie ou surexcitée; il en est de même de l'imagination. D'abord, notons qu'il paraît y avoir deux mémoires, une pour l'état de veille, l'autre pour le temps du sommeil : elles n'ont rien de commun; l'hypnotisé réveillé ne garde aucun souvenir des événements arrivés dans *l'état second;* quand il est endormi, il ne se souvient point des choses qui concernent *l'état premier.* Mais, outre cela, on peut imposer au sujet d'oublier des faits passés, comme on peut lui commander de réveiller des souvenirs presque effacés. — Sous le commandement de l'hypnotiseur, l'imagination peut concevoir de merveilleux tableaux et se créer des visions ravissantes. Cette aptitude à l'hyperexcitabilité des facultés était depuis longtemps connue : on a vu de jeunes étudiants en état de somnambulisme naturel, se lever durant la nuit et écrire des pages au-dessus de leur valeur normale. Qui n'a rêvé parfois des poésies et des discours qu'il ne pouvait réaliser à l'état de veille avec autant de perfection?

La volonté surtout devient l'esclave de l'opérateur. Et pour mieux expliquer ce servage, distinguons entre les ordres qui doivent être exécutés durant le sommeil et ceux qui le seront après le réveil.

Le pouvoir de l'hypnotiseur est sans limite durant le sommeil : tout ce qu'il commande est exécuté par le sujet comme par un automate dont on déclanche les ressorts.

Pourtant le sujet fait parfois quelque résistance. Soit qu'on blesse un préjugé, soit qu'on commande un acte contraire à une habitude acquise, l'hypnotisé refuse d'abord l'obéissance. « Vous irez tout à l'heure chez M. X..., et vous lui volerez sa montre. — Oh! pour cela, non. — Je vous l'ordonne. — Mais je ne suis pas une voleuse. — Vous irez quand même et vous m'obéirez. » Le sujet s'appartient trop peu pour résister longtemps. On peut de même commander un meurtre : la force de la suggestion le ferait exécuter ou du moins tenter dans l'état de sommeil.

Mais les ordres sont souvent donnés pour être exécutés à l'état de veille, soit à brève échéance, soit après un long intervalle. Le sujet ne paraît pas s'inquiéter de rien jusqu'à l'heure où il doit remplir le commandement reçu : alors se fait sentir en lui un besoin impérieux de produire tel acte, sans qu'il se doute de l'origine de cette inclination. Comment lui vient à heure dite l'idée d'agir de telle façon? Pourrait-il résister à l'impulsion qu'il ressent? Tombe-t-il, pour exécuter l'ordre, dans un état hypnotique, ou bien garde-t-il la pleine connaissance et la liberté entière de l'état de veille? Ces difficiles questions seront examinées plus loin.

### 4. Troubles opérés dans l'organisme par la suggestion.

Ce qui surprend le plus dans ces étranges phénomènes, c'est que l'opérateur puisse troubler l'organisme lui-même en s'adressant à l'âme. Les philosophes y trouveront sans doute, et avec raison, une preuve nouvelle du lien étroit qui unit en un seul être le corps et l'âme. Le fait est qu'on peut établir dans l'âme des convictions si fortes que le contre-coup sur les organes en soit tangible.

On a collé sur le dos de certains hystérisques du papier timbre-poste, en les persuadant qu'on leur appliquait un vésicatoire : des intumescences se sont formées et la peau s'est levée, comme si les cantarides y avaient opéré leur œuvre. Après avoir déchiré l'épiderme en forme de croix à la paume de la main, quelques opérateurs ont commandé à leurs sujets d'y saigner comme s'ils avaient eu des stigmates : sous la poussée du commandement, et avec des efforts très fatigants, ces infortunés malades ont, en effet, vu leurs mains rougir et quelques gouttes de sang y perler. Une seconde trace faite sur les mêmes patients n'a pas eu le même succès. Mais un fait de ce genre a suffi pour que des esprits trop prompts aient nié le caractère surnaturel des stigmates de nos saints. Comme toute découverte profite à la vérité, nous ferons voir comment tous ces phénomènes résolvent bien des énigmes qui nous embarrassaient et n'ébranlent aucune croyance proposée par l'Église, aucun fait authentiquement approuvé par elle.

La suggestion suffit de même à opérer dans les malades les propres effets des médicaments. C'est sans doute le remède qu'emploient tant d'empiriques qui guérissent leurs clients par la confiance qu'ils inspirent, jointe à des tisanes sans vertu naturelle. Quoi qu'il en soit des empiriques, les médecins connaissent le grand empire de la confiance : aussi cherchent-ils à la provoquer et à l'entretenir. Mais il y a plus : des remèdes très spécifiques peuvent agir par simple suggestion; nous l'avons dit plus haut : persuadez à un malade hypnotisé qu'il prend de l'ipéca, et il en subira l'effet.

A ce sujet s'est posée une grave question qui a été débattue devant l'Académie de médecine et résolue en 1887, contrairement aux idées du Dr Luys. Ce docteur prétendait que la seule présence des médicaments suffirait pour obtenir leur résultat naturel. Un remède enfermé dans un flacon bien cacheté pouvait, disait-il, sans le secours d'aucune suggestion, produire son effet sur une personne nerveuse très sensible. Des commissaires, chargés d'examiner la question, ont conclu à la négative, reconnaissant que des remèdes ainsi préparés et mis en présence des malades ne produiraient rien. Pour les cas singuliers qui avaient amené le Dr Luys à émettre son opinion, l'effet doit être attribué à la suggestion et non à la substance chimique.

### 5. Des faits merveilleux qui touchent à l'hypnotisme.

Les médecins qui pratiquent l'hypnotisme s'abstiennent généralement de provoquer les phénomènes les plus recherchés dans les soirées amusantes. Les désirs du public curieux vont bien au delà des expériences sages et mesurées d'un savant qui cherche le vrai. Le public veut les suggestions mentales, la vision à distance, la divination, etc.

Quoique la *suggestion mentale* soit révoquée en doute par bon nombre d'esprits sérieux, il nous faut en dire quelque chose : les faits qui la confirment sont si nombreux qu'il est difficile de ne pas la prendre en considération. Voici comment elle se pratique. D'ordinaire, un opérateur n'est pas en mesure de la réaliser du premier coup sur la personne qui se livre à lui : il doit avoir établi entre lui et son sujet des liens étroits par ses relations fréquentes : il doit être accoutumé à le dominer. Alors, par un acte puissant de volonté, vivement senti et clairement contemplé dans l'imagination, il fait tomber son sujet dans le sommeil hypnotique, il lui intime des ordres précis. Cela peut se faire, soit en présence du sujet, soit à une certaine distance.

En présence du sujet, l'opérateur peut lui tourner le dos de manière à ne point le fasciner par son regard; il se met la tête dans les mains pour mieux s'abriter contre toute distraction; pour p[illegible] que son attention se relâche, son sujet cesse de le suivre. Le su[illegible] interrogé prétend qu'il lit dans la pensée de son hypnotiseur, [illegible]il suit tous les mouvements de son imagination. A distance, [illegible]es effets analogues seraient produits; des hypnotiseurs puissants dépêcheraient ainsi des suggestions, sans faire aucun signe extérieur, et les sujets, préalablement soumis à leur action, recevraient et exécuteraient ponctuellement leurs ordres.

Les partisans de ce mode d'action affirment que les conditions de relations pareilles sont rarement remplies : il faut dans les sujets une sensibilité exceptionnelle, dans les opérateurs une vigueur d'imagination extraordinaire. Les faits de ce genre ne sont pas aussi accessibles au contrôle de la science que ceux de la suggestion verbale.

La *vision à distance* se pratique aussi fréquemment dans les soirées récréatives. Une personne hypnotisée à Paris est interrogée sur ce qui se passe en Algérie; on lui fait donner sur les occupations présentes de parents et d'amis les détails les plus circonstanciés. Du reste, la *divination* pratiquée par certaines dormeuses rentre dans le même genre. La *vision à travers les corps opaques* n'est pas moins surprenante. Dans la même catégorie viendraient se ranger les pressentiments, les rêves, etc., la puissance des *médiums* mise à contribution par les spirites.

Ici, nous touchons à l'inconnu. Les savants pénètreront aussi dans ce domaine, et, armés de l'expérience comme d'un flambeau, ils nous apprendront à discerner le vrai du faux, à distinguer la part qui revient à la nature, de celle qui relève du démon ou de la supercherie.

Ayant mentionné les principaux faits relatifs à l'hypnotisme, nous aborderons les théories qu'on peut sagement proposer, en attendant que des faits mieux contrôlés et plus nombreux permettent de remonter plus sûrement aux causes.

# CHAPITRE II

## LES THÉORIES

La science de l'hypnotisme ne fait que de naître; elle en est encore à la période d'observation. Sans doute, des faits nombreux ont été étudiés ; mais ils ne sont encore ni assez complets, ni suffisamment classés, pour permettre à l'induction de remonter sûrement aux causes; cependant, l'esprit, impatient de généraliser et de conclure, veut des théories; elles ne peuvent être que des hypothèses, que l'avenir confirmera ou renversera. Mais, quelque provisoires qu'elles soient, il faut en donner, ne serait-ce que pour éloigner des excès où l'on tombe trop souvent en cette matière.

### 1. Le naturel et le surnaturel.

Depuis quinze ans, en effet, beaucoup d'ouvrages écrits sur l'hypnotisme sont allés aux extrêmes. Les uns ont vu le diable partout : tout phénomène merveilleux et nouveau leur a paru l'œuvre de Satan. Les autres ont cru trouver, dans ces faits singuliers, l'explication de tout phénomène regardé jusque-là comme surnaturel. Le surnaturel recevait le coup de mort, d'après ceux-ci; ceux-là, pour le mieux sauvegarder, l'ont mis partout.

Ces excès sont regrettables. Il n'est pas vrai que tout inconnu soit le fait du démon ; il peut y avoir et il y a dans la nature des énergies dont les effets, parce qu'ils sont moins connus, paraissent merveilleux. Par contre, il est faux que la découverte d'une force naturelle anéantisse toute intervention étrangère à la nature, qu'elle vienne du diable ou de Dieu.

Aussi, l'Église, dans sa haute sagesse, a toujours distingué dans le merveilleux la part de la nature et la part du démon. Dans le Rituel, elle donne des signes auxquels on reconnaîtra la puissance diabolique; si le fait est absolument hors de la portée naturelle, et qu'il n'ait qu'un effet pernicieux, c'est l'œuvre de l'enfer. Les caractères tracés il y a huit à dix siècles ne sont nullement démentis par les observations récentes; aucun expérimentateur n'a pu faire parler, par exemple, une langue absolument inconnue par la suggestion naturelle.

Il n'y a donc pas lieu de se départir de la distinction admise par les anciens. Le merveilleux est naturel ou surnaturel. Le fait *naturel* ne dépasse pas les forces de la nature; il se peut que les limites du naturel doivent être reculées, par suite des progrès de la science; bien des faits, autrefois objet d'étonnement, parce qu'ils étaient inexpliqués, peuvent être aujourd'hui, ou seront plus tard, parfaitement analysés. Le fait *surnaturel* dépasse les forces de la nature, soit par la manière dont il s'accomplit, comme la guérison instantanée d'une plaie, soit en lui-même, comme la résurrection d'un mort.

Un fait qui dépasse la nature humaine peut être l'œuvre de Dieu ou de Satan. C'est aux fruits qu'on reconnaît l'arbre. Dieu ne peut intervenir pour se faire le garant du mal, de l'erreur, de l'immoralité; Satan se plaît à singer Dieu pour induire les hommes en tentation.

Nous croyons, en effet, à l'existence d'un démon tentateur. L'enseignement de l'Église est formel sur ce point: il est appuyé sur les textes les plus clairs de la Sainte Écriture et sur les données les plus incontestables de la Tradition. Or, il est certain que l'esprit mauvais s'occupe de nos affaires, et que tous ses efforts tendent à nous corrompre. Comment s'y prend-il? Tantôt il use de la nature même pour nous tenter; tantôt il la pousse au delà de sa propre puissance.

Quand il use de la nature pour nous perdre, il est très malaisé de discerner la part qui lui revient dans la tentation. Tel phénomène rentre-t-il dans l'ordre de la nature? gardez-vous d'affirmer que le diable en est l'auteur : vous pouvez le penser, mais ne l'affirmez pas d'une façon doctrinale. Par exemple, vous ressentez une tentation charnelle: le démon peut en être l'auteur, et je crois qu'il s'y mêle; mais, comme la chair suffit à vous tenter, ne soyez pas si tranchant. Autre exemple: sous l'empire de la suggestion, un hypnotisé accomplit des actes étonnants; il marche sans broncher sur le bord des précipices, il est doué d'une lucidité extraordinaire, et tout cela tourne au détriment des âmes : ne soyez pas trop prompt à les attribuer au diable, dès lors qu'on peut entrevoir qu'ils sont l'œuvre de la nature. Sans doute, le démon se plaît à chevaucher sur la nature pour mieux surprendre les âmes; je crains toujours qu'il ne soit en tout ce qui me tente ; mais, autre chose est cette défiance qui le redoute en tout, autre chose est cette affirmation imprudente qui le voit en tout. Ne faisons point blasphémer notre foi en outrant ses doctrines.

Quand le démon produit des effets qui paraissent dépasser la nature, il faut procéder avec une grande sagesse. C'est surtout en fait de possession diabolique que la prudence s'impose. A l'époque de transition où nous vivons, en attendant que les formules de la science hypnotique soient fixées, il ne suffit pas, pour admettre authentiquement un fait diabolique, que nos théories actuelles soient incapables de l'expliquer; il faut qu'il porte des traces manifestes de l'intervention surnaturelle; il ne suffit pas qu'on ne puisse pas trouver le sentier qui remonte à la cause naturelle, il faut que le phénomène soit d'un ordre plus élevé que ceux de la nature. Je sais que cela est très difficile à préciser dans les cas particuliers, mais mieux vaut pécher par excès de réserve qu'encourir le mépris par la précipitation.

Ces remarques préliminaires étaient indispensables pour poser les principes. Nous croyons au démon, nous croyons qu'il cherche à nous égarer; ennemi déclaré de nos âmes, il est prêt à tout faire pour nous perdre. Mais n'allons pas cependant lui attribuer tout cequi nous étonne; ne mettons pas sur son compte des phénomènes qui sont évidemment naturels, ni même ceux dont l'explication naturelle ne peut être encore soupçonnée que de loin.

## 2. Théorie du sommeil naturel.

Puisque l'hypnotisme n'est qu'un sommeil artificiel, nous le comprendrons d'autant mieux que nous saurons mieux la nature du sommeil ordinaire. Les faits qui se passent dans le sommeil naturel nous mettront sur la voie de l'explication des faits hypnotiques.

On a beaucoup disserté sur les causes, la nature et les effets du sommeil naturel. Il résulte d'une prédominance des fonctions végétatives sur les fonctions animales; les facultés sensibles s'endorment, c'est-à-dire sont réduites à l'inaction, tandis que la nutrition s'opère avec une grande activité. Ainsi la fatigue n'est pas nécessairement la cause du sommeil; on a vu des personnes très fatiguées incapables de fermer l'œil : la fatigue n'intervient que par le besoin de nutrition ou le défaut d'énergie emmagasinée. Au contraire, après un repas copieux, le sommeil prend aisément; tant qu'il dure, l'assimilation se fait activement; les longues veilles amaigrissent, le sommeil prolongé accumule les forces.

Quand le sommeil commence, il est plus profond; presque toutes les facultés sont paralysées. A mesure que les heures de la nuit s'écoulent, il devient plus léger; les facultés s'éveillent les unes après les autres; les rêves, rares et faibles au début du sommeil, deviennent de plus en plus nombreux et clairs, à mesure que le réveil approche. Le sommeil est fini, précisément quand toutes les facultés sont éveillées : cela se fait ou bien naturellement et graduellement, ou bien brusquement, sous l'influence d'un bruit qui remue tout l'être. Ainsi l'homme endormi ne fait d'abord que végéter; bientôt il sent un peu; les rêves du matin sont presque raisonnés et enchaînés comme les idées à l'état de veille.

Qu'est-ce que le rêve? Comment prend-il naissance? Qui dirige ces étonnantes évolutions que l'âme accomplit souvent en peu de minutes? Le rêve est un événement qui se passe en imagination durant le sommeil ; sa nature dépend du tempérament du sujet, et de l'état présent de son organisme. A mesure que les facultés entrent en activité, n'importe quel objet peut en prendre la direction. Elles ressemblent à des soldats débandés, qui courent à tous les hasards. A l'état de veille, la volonté les gouverne et les applique à son gré comme un capitaine qui commande ses hommes. Mais, dans le sommeil, abandonnées sans chef, elles se laissent prendre par la moindre circonstance extérieure.

L'état de l'organisme est le facteur le plus important. Vous êtes en sueur et l'eau ruisselle sur votre front : cela suffit pour que votre imagination vous montre plongé dans un bain. La circulation vient-elle à se ralentir dans une jambe plus exposée au froid, la sensibilité diminue, et vous rêvez que vous avez une jambe paralysée ou bien coupée. Ce malade, dans un accès de douleur aiguë, a pris de la morphine ; le remède a mis la paix dans ses nerfs, il éprouve un bien-être physique tout nouveau ; son imagination lui représente les tableaux les plus riants et crée les scènes les plus intéressantes. C'est pour se procurer des rêves enchanteurs que les Arabes prennent le *haschich* et que les Chinois s'enivrent d'opium. Les rêves lascifs ne sont de même que l'effet du tempérament.

D'autres fois, le rêve est causé par une image demeurée dans la mémoire. On a parlé le soir d'un fait terrible; cela suffit pour amener des cauchemars : à propos de cette image, tous les souvenirs vont se grouper d'une façon bizarre et créer dans l'imagination des visions fantastiques. Vous vous endormez sous l'influence d'une pensée : c'est un travail intellectuel qui vous préoccupait, et les distractions inévitables de la veille vous empêchaient d'appliquer à son objet toute votre attention. Le sommeil venu, l'idée vous revient, elle groupe toutes vos puissances, elle s'élabore à merveille : en rêve, vous aviez fait un splendide discours; au réveil, presque tout s'est effacé : il reste pourtant quelque chose, et la coordination qui s'est faite inconsciemment sera plus aisée à refaire. De la sorte, plusieurs inventions ont été commencées en rêve. Supposez que le rêveur ait contracté l'habitude d'exécuter dans le sommeil ce qu'il voit en songe, et vous aurez le somnambule : c'est surtout dans la jeunesse et chez les personnes nerveuses que les sensations commandent ainsi le mouvement des membres et l'exécution des désirs.

Mais les événements extérieurs peuvent aussi prendre la direction des facultés. Un ouvrier dormait au soleil près d'une forge ; il avait le visage en sueur et il entendait le marteau sur l'enclume; il rêva que les coups tombaient sur son front et réduisaient toute sa tête en eau. Le bruit du tambour éveille l'idée d'une armée en marche: le rêveur voit les soldats, se met au pas s'il est somnambule, etc.....

Ces exemples nous donnent une idée nette de la nature du rêve. Ce qu'il en faut retenir, c'est la facilité avec laquelle une cause étrangère prend la direction des facultés de l'âme durant le sommeil de la volonté. Quand l'homme est éveillé, il est maître de lui-même; il jouit de son intelligence, et par là, de sa volonté libre. Tant qu'il dort, son intelligence au moins sommeille: pas d'intelligence, pas de volonté libre; tout le reste de son être devient esclave de l'événement qui s'en empare. S'il devient si docile aux impressions variables et sans suite qui s'exercent sur lui, à combien plus forte raison ne sera-t-il pas maîtrisé par la volonté d'un homme qui le voudra gouverner? C'est ce qui arrive dans la suggestion hypnotique.

### 3. Puissance de la suggestion verbale durant le sommeil hypnotique.

Voici un sujet hypnotisé: il a les yeux ouverts, il entend, il peut se mouvoir à volonté; l'opérateur l'a mis dans la phase de somnambulisme. Tout en lui est éveillé, sauf l'intelligence et la volonté; les fonctions végétatives s'exécutent, les facultés sensibles sont en pleine activité. Alors l'hypnotiseur prend possession de son sujet et le mène à son gré. Il lui fera exécuter tout ce qu'il lui plaira, non pas tout à fait comme on dirige une machine montée à ressorts, mais en faisant passer en lui toutes ses volontés.

Ses paroles frappent les oreilles de l'hypnotisé, comme les bruits du dehors frappent les sens de la personne qui rêve. Les sons perçus par les sens éveillent des formes sensibles dans l'imagination; de la sorte, l'hypnotisé reçoit toutes les images que lui suggère son opérateur. Comme il n'est point maître de son attention, il ne peut la détourner de ces images, et il prend, comme de vive force, les convictions que ces images sont aptes à produire. La conviction commande la volition, et l'hypnotisé en arrive à ne vouloir et à n'exécuter que ce qu'on lui commande. Des images déjà existantes peuvent faire quelque temps obstacle à celles qu'on suggère: c'est ce qui arrive dans les cas de résistance momentanée; mais elles s'effacent sous la poussée vigoureuse de la suggestion. Ainsi s'expliquent tous les actes, quelque surprenants qu'ils soient, que la suggestion verbale fait exécuter. La difficulté n'est pas que l'acte s'exécute, quand le sujet le veut; toute la difficulté est de faire vouloir le sujet: pour que l'opérateur le domine, il faut qu'il l'atteigne; or, il l'atteint efficacement par la suggestion verbale. Personne, en effet, ne niera que la parole sensible de l'hypnotiseur ne soit apte à pénétrer jusqu'aux facultés internes du sujet endormi.

Mettons cela au clair par quelques exemples.

Nous avons parlé de la perversion des sens : l'opérateur interdit à l'œil ouvert la vision d'un objet qui pourtant fait impression sur la rétine. Comment cela? L'opérateur a commandé de ne plus voir l'objet; la conviction s'est établie que cet objet n'est pas visible; l'attention est *forcée* de se distraire des impressions qui viennent de cet objet. Si l'on trouve surprenant qu'un objet fasse impression sur l'œil sans être vu, qu'on se rappelle ce qui se passe à l'état de veille : devant un paysage, vous ne voyez que le point que vous fixez; dans une société où tout le monde cause, vous n'entendez que votre interlocuteur. — Mais encore, direz-vous, quand on attire l'attention de l'hypnotisé sur l'objet interdit, pourquoi ne voit-il pas? Vous croyez attirer son attention, mais, en fait, vous ne l'attirez pas : toujours dominé par son opérateur et la conviction qu'il a suggérée, le sujet ne peut pas appliquer à l'objet son attention.

La suggestion donne aux sens une acuité extraordinaire : l'oreille perçoit, par exemple, une conversation tenue à voix basse et à une bonne distance. Sous l'empire de l'hypnotiseur, le sujet a fermé son attention à tous les autres bruits; et comme cette conversation produit des mouvements vibratoires qui, certainement, se transmettent jusqu'à l'oreille de l'hypnotisé, celui-ci perçoit les sons auxquels il est attentif. Expliquez de même l'acuité ou les troubles des autres sens. Est-ce l'audition d'une musique qui a été suggérée? la conviction a mis en branle l'imagination, et l'imagination suffit à suppléer aux sons qui font défaut.

Les effets de vésicatoire et les exsudations sanguines ne peuvent s'obtenir sans une fatigue extrême du sujet. Il est plus aisé d'exécuter des actes extérieurs, comme la marche, la parole, etc..... que de produire des changements organiques. Les nerfs et les muscles de la vie animale sont, en effet, dans notre dépendance; les nerfs et les muscles de la vie organique sont providentiellement soustraits à notre empire. Cependant, la vie organique n'est pas absolument indépendante de notre volonté et de notre sensibilité : ainsi, il y a des hommes assez forts de volonté pour ralentir ou accélérer les mouvements de leur cœur; nous connaissons l'influence du moral sur le physique, des émotions sur les humeurs. Les systèmes de la digestion et de la circulation sont gouvernés par les ganglions du sympathique, mais les nerfs sympathiques sont influencés à tout moment par les nerfs spinaux, qui puisent eux-mêmes leur vitalité dans les cellules cérébrales. Il y a donc un lien physique réel entre le cerveau et les organes de la vie végétative.

Donc, une action puissante exercée sur les facultés cérébrales, comme l'imagination, peut avoir un retentissement naturel dans un organe de la digestion ou de la circulation. C'est ce qui arrive dans les cas qui nous occupent. Vous persuadez au sujet hypnotisé qu'il prend de l'ipéca : son imagination réagit sur les nerfs de l'estomac, et le vomissement suit. Du reste, à l'état de veille, le seul souvenir d'un remède dégoûtant ne suffit-il pas à provoquer des nausées? Un autre sujet est persuadé par suggestion qu'à telle heure il doit saigner du nez ; on conçoit, sans pouvoir en suivre le mécanisme, que, l'imagination agissant sur les nerfs vaso-constricteurs du nez, il se fasse une accumulation de sang qui rompe quelques petits vaisseaux. Pourquoi n'en serait-il pas de même lorsque l'hypnotiseur impose à son sujet de saigner à la trace marquée sur sa main? Une exsudation sanguine, par elle-même, si on la dégage de toute circonstance capable de la caractériser, ne saurait donc être considérée comme nécessairement surnaturelle.

La suggestion verbale exerce sur l'hypnotisé un tel empire, qu'il ne saurait se dérober aux ordres qui lui sont imposés et qu'il doit exécuter durant le sommeil.

### 4. Persévérance de l'influence suggestive après le réveil.

Avançons encore et cherchons comment la suggestion verbale poursuit son influence jusqu'après le réveil. Comment l'ordre imposé revient-il à la mémoire? sous quelle forme se présente-t-il? jusqu'à quel point la suggestion entraîne-t-elle l'exécution? Je vous suggère durant le sommeil de faire une visite à votre voisin et de lui porter un objet que je vous désigne, puis je vous réveille et vous obéissez spontanément à une injonction dont vous ne gardez pourtant aucun souvenir. Je vous ordonne, toujours durant le sommeil, de prendre le train de Paris à huit heures du matin et de m'acheter tel livre chez un libraire que je détermine ; après le réveil, vous n'avez aucun souvenir de l'ordre reçu, et pourtant, au jour et à l'heure indiqués, vous suivez de point en point l'itinéraire tracé. Ce qui rend ces phénomènes plus singuliers, c'est l'absence complète de mémoire consciente ; le sujet ne garde aucun souvenir de ce qui s'est passé durant le sommeil.

Laissons de côté, pour le moment, la question de la liberté ; nous verrons dans le troisième chapitre si l'hypnotisé peut résister à la suggestion qui lui revient; s'il est responsable des actes qu'il opère, étant éveillé, sous son influence. Nous esquissons seulement ici quelques essais de théories psychologiques.

D'abord, comment se fait-il que le sujet ne se souvienne pas au réveil de ce qui s'est passé durant le sommeil? Quelques auteurs pensent que les images ne s'impriment pas sur le même hémisphère cérébral dans le sommeil et dans la veille. Dans le sommeil, ce serait une autre région du cerveau qui entrerait en activité, et, le sommeil fini, la porte de ce réservoir serait fermée à l'attention. On peut admettre une théorie de ce genre sans nuire à l'unité de personnalité comme nous le dirons plus tard : une faculté sensible, qui réside en un organe, peut avoir des casiers différents qui ne s'ouvrent que suivant des états physiologiques correspondants.

Quoique oubliée, la suggestion revient pourtant confusément, puisqu'elle meut le sujet et le porte à exécuter l'acte commandé. Elle se présente sous forme de besoin, d'inclination instinctive, de désir. M. Charcot suggérait à un sujet de prendre, après son réveil, une montre dans un meuble déterminé. Après les premières surprises du réveil, le sujet sentait naître en lui le désir de fouiller le meuble, d'ouvrir tel tiroir, de saisir la montre qui s'offrait à sa vue. Tous ces actes s'appellent les uns les autres : la vue du meuble suffisait sans doute à déclancher le premier ressort d'une machine montée par la suggestion ; car les volitions s'enchaînent comme les idées et se suivent comme elles.

A longue échéance, la suggestion est aussi infaillible dans son impulsion. Le jour venu, l'hypnotisé, quoique éveillé, veut exécuter sans savoir pourquoi l'acte commandé. Comment cette impulsion peut-elle revenir à l'heure fixée ? Voyons ce qui se passe dans le cours ordinaire de la vie. Si je me suggère le soir que je devrai me lever le lendemain dès trois heures, c'est-à-dire plus tôt que de coutume, je ne dépasserai point le moment déterminé ; je puis me réveiller plusieurs fois auparavant sous l'influence de la préoccupation, mais je ne dormirai certainement pas au delà de trois heures. Il y a donc quelque chose de latent, quelque ressort caché que j'ai rendu dépendant de l'heure, et que l'arrivée de l'heure met en mouvement. Je promets une course pour tel jour du mois, je l'inscris sur mon carnet ; repassant mon carnet chaque jour, je ne puis oublier ma promesse. Mais j'ai la mémoire fidèle ; au lieu d'enregistrer par écrit ce que j'ai résolu de faire, je le confie à ma mémoire ; au jour dit, la pensée me revient spontanément, et je n'y vois point merveille.

Pourquoi n'en serait-il pas ainsi de la suggestion donnée ? Elle s'enregistre comme une image dans les facultés sensibles, elle se lie à un objet sensible qui dépend du jour et de l'heure. Quand l'heure est venue, l'impression faite par l'objet auquel tout est lié est comme une étincelle qui enflamme une traînée de poudre. Ce n'est pas le souvenir conscient de l'ordre reçu qui se révèle : c'est l'image fidèle et complète de l'acte à accomplir qui se ravive subitement. La distinction est fort importante : on voit nettement l'action à faire ; on ne voit pas l'ordre qui l'impose.

Ce rapprochement des faits étranges de l'hypnotisme de faits journaliers qui nous sont très familiers nous aide à comprendre la part de la nature dans ces phénomènes, et il nous met en garde contre une tendance trop prompte à tout expliquer par l'intervention du malin esprit. Si nous connaissions mieux la psychologie humaine, nous serions moins sujets à nous étonner et à formuler des conclusions imprudentes.

**5. Peut-on concevoir la possibilité de la suggestion mentale ?**

L'explication *naturelle* des phénomènes dus à la suggestion verbale ne fera sans doute difficulté pour personne : elle invoque des faits usuels à la portée de tout le monde. Mais, pour admettre la possibilité de la suggestion mentale, il faut recourir à une analyse plus délicate et qui sort un peu du domaine exploré par tous les esprits. Je ne veux pas prouver qu'elle existe, c'est-à-dire que la volonté d'un homme se transmet sans paroles et sans signes visibles à l'œil : beaucoup prétendent qu'elle existe, quelques-uns le nient; laissons la question de fait et ne parlons que de la possibilité.

La question se pose ainsi : Un homme peut-il, sans paroles et sans signes visibles, imposer ses volontés à un sujet hypnotisé, comme s'il lui parlait?

Il le peut, à condition qu'il ait un moyen physique de communication avec le sujet sur lequel il opère. Cette condition est nécessaire et elle suffit.

La condition est nécessaire, car, dans l'état présent, nos âmes ne communiquent entre elles que par l'intermédiaire des corps. Une âme ne peut pas lire comme à découvert les secrets d'une autre âme. On ne peut aller de la crête d'une montagne au sommet d'une autre sans descendre dans la vallée qui les unit; de même, les intelligences ne se touchent que par l'intermédiaire des sens et de la matière. Voyez, du reste, comment les choses se passent dans la parole qui transporte les idées d'un esprit à un autre : je conçois une idée dans mon intelligence, elle prend une forme sensible dans mon imagination, et ma langue se meut pour produire le son convenu qui l'exprime ; hors de moi, le son n'est qu'une vibration mécanique d'un sens déterminé; mais, cette vibration, frappant l'oreille et provoquant une sensation auditive, éveille en mon interlocuteur la même image d'où sortira la même idée que chez moi. Ainsi, des hauteurs de l'intelligence, l'idée descend diverses étapes, jusqu'à n'avoir plus qu'une représentation mécanique, puis elle remonte les mêmes degrés jusqu'au sommet de l'âme qui écoute. C'est donc un fait que les relations entre les âmes ne s'opèrent, durant cette vie mortelle, que par des moyens physiques proportionnés à leur état et variables suivant les choses transmises.

La condition suffit; car une fois que la volonté de l'opérateur atteint d'une façon quelconque les facultés de l'hypnotisé, il les saisit, il les gouverne, il leur suggère efficacement les actes qu'il faut accomplir.

Mais ce moyen physique existe-t-il en dehors des éléments qui ont coutume d'être perçus par nos cinq sens externes? Autrement : y a-t-il des éléments à percevoir outre ceux qui frappent les sens que tous connaissent? Et si ces éléments physiques existent, est-il possible de les percevoir? La réponse à ces deux questions est affirmative; mais, pour la rendre plus tangible, nous allons la donner par parcelles.

1° *Tous les êtres de la nature, et l'homme lui-même, sont des sources d'émanations diverses qui ne sont à la portée d'aucun des sens externes: vue, ouïe, toucher, goût, odorat.* L'aimant, par exemple, exerce une influence électrique très appréciable que les sens ne peuvent directement percevoir; les ondulations qui s'en dégagent n'émeuvent point nos sens et troublent cependant une boussole. Une bobine électrisée, un fil parcouru par un courant, etc., sont d'autres exemples. Dans le spectre solaire, nos sens ne perçoivent ni les rayons ultra-rouges, ni les rayons ultra-violets. Il y a des notes musicales que nos oreilles ne perçoivent pas. Au-dessus de 75 000 vibrations, au-dessous de 32 ou de 64, nous n'entendons pas. Qui perçoit l'état électrique des plantes qui germent, des muscles qui se contractent, des nerfs qui agissent? L'homme est le théâtre de modifications incessantes qui retentissent jusqu'au dehors et que nos sens externes sont impuissants à percevoir. Dire que nos cinq sens ont la faculté de percevoir toutes les modifications physiques du monde ne peut être que l'effet de l'irréflexion.

2° Et pourtant *l'homme n'est pas insensible à ces éléments physiques qui n'affectent pas ses sens externes.* Comment un aimant, qui agit si puissamment sur l'aiguille de la boussole inerte et sans vie, n'agirait-il pas sur un organisme aussi délicat et aussi impressionnable que l'organisme humain. Comment des rayons, invisibles à l'œil, mais capables de décomposer une préparation chimique, seraient-ils sans effet sur des combinaisons aussi instables que celles de la machine vivante? *A priori,* cette action s'impose; *a posteriori,* elle est incontestable, comme les faits le prouvent. Placés près d'un aimant, nous en subissons l'influence, mais sans que rien y paraisse à l'état ordinaire; une personne est-elle hypnotisée, l'approche d'un aimant fera passer d'un membre à l'autre la contracture des mains, du coude, etc., et l'effet variera même suivant le pôle qu'on approche. Des tiges fraîchement coupées et encore tout électrisées ont produit sur certains individus, même éveillés, des effets singuliers : comme contraction de doigts, extinction de voix, si c'était un bouquet mis dans le corsage..... Les personnes nerveuses sont plus sensibles à ces influences multiples; mais tous les hommes reçoivent ces impressions qui frappent l'organisme sans être perçues par les cinq sens.

3° *Les actes internes des facultés sensibles sont la cause d'ébranle-*

*ments divers qui se propagent au dehors.* Il n'est pas un philosophe scolastique qui mette en doute cette proposition. Nos pensées ne s'élaborent point sans images; elles en sortent, et elles en créent de nouvelles. Mais les images ne sont pas des photographies tirées sur verre ou sur papier sensibilisé et visibles à l'œil; elles consistent dans l'état vibratoire de l'organe propre de la faculté qui agit, organe de la mémoire ou organe de l'imagination. Ces vibrations, réellement physiques, varient forcément de longueur d'onde avec les images dont elles sont le support mécanique; autrement, il n'y aurait nulle différence entre les images. De plus, ces vibrations qui prennent naissance dans l'organe ont nécessairement un champ d'action illimité comme toutes les ondulations; elles se propagent donc au dehors avec une intensité qui diminue en proportion du carré de la distance. Pour douter de la conséquence, il faudrait mettre en question le point de départ; or, le point de départ n'est lui-même que la conséquence de l'union intime de l'âme et du corps.

4° *On peut concevoir qu'une personne attentive aux influences qui lui viennent d'une personne voisine soit amenée à être affectée des mêmes images et des mêmes idées.* Quand on fait parler un diapason devant les cordes tendues d'un piano, le piano rend les sons qui s'harmonisent avec celui du diapason; cette tendance à l'unisson domine toute la nature. Eh bien! voici deux sujets, A et B. Le sujet A pense fortement, il a l'image vive de sa pensée : donc sa tête est le siège d'ondulations de sens et de longueur déterminés qui se propagent au dehors. Le sujet B en est affecté dans tout son organisme; son cerveau va vibrer à l'unisson de celui du sujet A. Les cellules du sujet B vibrant avec la même longueur d'onde, la même image doit en résulter, puis la même idée; cela se déduit de l'identité de nature entre tous les hommes. Mais, à ce compte, un homme devrait percevoir sans paroles toutes les pensées de ses voisins? Point du tout, et cela pour tant de raisons que la lucidité dont nous parlons sera extrêmement rare.

D'abord, ces émanations sont si faibles en comparaison de celles que nous percevons par les sens que notre attention ne s'y applique point; elles passent inaperçues. Il faudrait que notre attention fût fermée à toutes les autres impressions et spécialement ouverte de ce côté. C'est pour cela que les personnes nerveuses seules en sont capables; encore, il faut que ce soit dans le sommeil hypnotique qui anéantit les autres impressions; ce n'est pas assez, une communication si intime suppose des relations extrêmement étroites entre l'opérateur et l'hypnotisé. Cela suffirait déjà pour nous tranquilliser relativement à l'indiscrétion des étrangers sur nos pensées intimes. De plus, la suggestion mentale exige dans l'opérateur une tension extraordinaire des facultés sensibles; pour peu qu'il cesse de voir sa pensée vivement, l'autre ne perçoit rien. Peu de gens ont une puissance capable de produire de tels effets. Ne semble-t-il pas, du reste, qu'il se passe quelque chose de semblable dans la simultanéité des mêmes pensées, des mêmes images, entre deux personnes qui causent. On cherche un nom oublié, il revient aux deux interlocuteurs à la fois.

Si les explications qui précèdent ne sont pas l'expression de la vérité, elles sont du moins très raisonnables. Cela suffit pour qu'on ne creuse pas un abîme entre l'hypnotiseur et l'hypnotisé dans la suggestion mentale; le diable n'est pas nécessaire pour établir ce commerce entre deux âmes, puisque nous trouvons dans la vallée un petit sentier, peu frayé il est vrai, qui mène de l'une à l'autre.

Inutile d'appliquer cette théorie à divers phénomènes merveilleux qui tiennent de près ou de loin à la suggestion mentale. Dans des sujets encore si inexplorés, chacun peut se permettre les hypothèses qui ne portent aucune atteinte à sa foi.

De ce que l'Église condamne, et avec raison, certaines pratiques dont les conséquences morales sont très pernicieuses aux âmes, il n'en résulte pas toujours qu'elle a fixé l'interprétation des faits.

# CHAPITRE III

## LES DIFFICULTÉS

C'est le sort de la vérité d'être toujours combattue et de sortir toujours triomphante de la lutte. Comme l'or s'éprouve et se purifie dans le creuset, ainsi le vrai devient plus éclatant et se dépouille de toute scorie dans le frottement de la contradiction.

Dès qu'une science nouvelle apparaît, les esprits chagrins ne manquent jamais de la tourner comme une arme invincible contre la foi catholique. La foi catholique, depuis dix-huit siècles, continue sa marche victorieuse, malgré toutes les barrières qu'on a dressées devant elle : les barrières sont tombées, les systèmes se sont effacés, la foi grandit et se précise à mesure qu'elle est plus combattue.

L'hypnotisme ne pouvait manquer d'être utilisé comme une nouvelle machine de guerre : on s'en est servi, en effet, pour mettre en doute la liberté, pour donner une explication naturelle de toutes les manifestations réputées surnaturelles, comme le miracle, l'extase, les possessions diaboliques, etc..... Ces derniers efforts seront impuissants, comme tant d'autres, contre le roc inébranlable de la foi : à mordre ainsi sur le vieil Évangile, ses ennemis useront, sans l'entamer, leurs langues et leurs dents. Les merveilles de l'hypnotisme n'auront servi qu'à expliquer bien des énigmes que contenait l'histoire et à mettre dans une plus vive lumière la vérité des interventions de Dieu.

## 1. L'hypnotisme et la liberté.

La liberté est le fondement de toute morale ; si l'homme n'est pas libre, il ne peut être question de responsabilité. La conscience nous crie que nous sommes libres et non déterminés ; les passions ne cessent de réclamer contre ce frein que leur impose l'idée de liberté. Les passions et la conscience étant en lutte perpétuelle, il s'est toujours trouvé des hommes pour prendre le parti des passions, en niant la liberté. L'hypnotisme ayant paru à plusieurs un moyen sûr d'expliquer, par une illusion psychologique, la conscience que nous avons d'être libres, il nous a paru bon de traiter en premier lieu cette grave difficulté.

Trois questions peuvent être posées : la liberté demeure-t-elle dans le sommeil hypnotique ? l'acte exécuté après le réveil, sous l'influence de la suggestion hypnotique, est-il un acte libre? est-il vrai que la conscience de notre liberté n'est qu'une illusion?

1° *La liberté demeure-t-elle durant le sommeil hypnotique?* Evidemment non, et cela résulte de la nature même de l'état hypnotique. La personne hypnotisée ne s'appartient pas; ses facultés végétatives et sensibles peuvent être éveillées et actives; mais la volonté sommeille, mais l'esprit ne s'applique pas à un objet de son choix, mais la volonté de l'opérateur a pris la direction absolue de toutes les facultés de l'âme, et c'est lui seul qui est responsable des actes qu'il commande. Il est libre, son sujet ne l'est pas.

Donc, une personne n'est pas coupable des actes commis durant l'état de somnambulisme, elle n'en est pas justiciable devant les tribunaux. Elle pourrait cependant être responsable dans la cause : si elle s'est soumise librement à l'opérateur, quoiqu'elle sût bien nettement qu'il lui ferait exécuter des actions que réprouve la loi morale, elle a rendu siens les actes qu'elle produira sous la suggestion. Cette remarque pourrait être sans valeur devant les tribunaux, mais elle vaut aux yeux de la conscience.

La résistance de l'hypnotisé à une injonction immorale n'est pas une preuve de sa responsabilité durant le sommeil. Il résiste par l'influence d'habitudes acquises, parce que l'acte commandé froisse des convictions fortement enracinées dans l'âme. Par exemple, si on commande le vol à un homme honnête, il résistera en vertu de ses habitudes d'honnêteté; mais, si l'hypnotiseur insiste, il maîtrise son sujet, il lui inculque la conviction que l'acte doit être exécuté malgré les répugnances, et la conviction entraîne bientôt l'acte.

Cette absence de toute liberté morale durant le sommeil hypnotique rend la pratique de l'hypnotisme bien dangereuse : quelles précautions ne faut-il pas prendre avant de livrer ainsi sa personnalité ! Une personne honnête, qui croira devoir recourir en certains cas aux bienfaits de l'hypnotisme (si bienfaits il y a), doit bien savoir à qui elle se confie.

2° *L'acte exécuté après le réveil sous l'influence de la suggestion est-il un acte libre?* La question est très débattue, et chacun sait avec quelle vivacité elle a été discutée au Parquet de la Seine à l'occasion du fameux procès Eyraud-Bompard. L'école de Nancy affirme que l'acte commandé durant le sommeil s'accomplit fatalement après le réveil : l'école de Paris soutient que l'exécution de l'ordre n'est pas fatale, et que le sujet éveillé peut résister à l'instinct qui le pousse à agir.

Au point de vue moral, qui ne regarde que la conscience, la question est beaucoup moins embarrassante qu'au point de vue juridique, qui intéresse la société.

Chacun doit voir dans sa conscience la part qui revient à sa volonté dans l'acte qu'il a commis. Devant Dieu, un confesseur doit moins interroger la gravité de la matière qui, d'ailleurs, est généralement facile à connaître, que l'état psychologique du pénitent au moment où l'acte s'est accompli, ce qui est toujours très difficile à démêler. La suggestion donnée revient, au moment fixé, sous forme d'impulsion, de violent désir. Si on démontre un jour que le sujet rentre alors dans un état de demi-sommeil, et y demeure aussi longtemps que l'acte dure, il ne sera plus question de liberté ni de responsabilité ; mais ce retour au sommeil n'est nullement prouvé. Si, au contraire, le sujet reste parfaitement éveillé, l'empire de la suggestion devra être assimilé à la poussée des passions ; les passions diminuent la liberté en proportion de leur violence, mais elles ne la suppriment pas; de même l'idée et le besoin d'accomplir un acte suggéré pourraient atténuer la faute, et non l'excuser entièrement.

Mais les juges, qui ne peuvent lire dans la conscience des accusés, doivent suivre des principes invariables dans l'appréciation des crimes soumis à leur examen.

L'hypnotisme devait causer dans la jurisprudence des complications inextricables. Il faut bien tenir compte des progrès de la psychologie de peur de condamner des innocents ; cependant, il ne faut pas trop aisément accepter l'excuse de suggestion hypnotique, de peur de lier les bras à la justice et d'ouvrir ainsi la voie à tous les crimes. Qu'il sera donc difficile de tenir le juste milieu !

Soit un anarchiste A qui veut faire sauter la maison de son ennemi personnel : comme il ne veut pas être pris, il hypnotise le sujet B et lui suggère de mettre, tel jour, la dynamite dans la demeure désignée. Tout se passe suivant l'ordre donné, la maison saute, le maître meurt. Mais le sujet B est saisi et conduit devant le tribunal : est-il coupable? doit-il être puni suivant la gravité du fait? D'après les docteurs de Nancy, Bernheim, Liégeois, etc..... le sujet B n'est point responsable du mal qu'il a commis. Et voici l'expérience qu'ils allèguent pour prouver que l'effet de la suggestion est fatal : « Nous suggérons, disent-ils, de poignarder M. X..., qui sera dans huit jours à tel endroit : au jour dit, le sujet saisit un poignard et frappe au cœur le mannequin disposé pour recevoir ses coups, persuadé qu'il frappe un homme vivant. » Les docteurs de Paris concèdent que le désir de l'acte se fait sentir, mais que le sujet peut y résister comme on résiste à une tentation. Quant à l'exemple allégué, ils affirment que la tentative de meurtre n'eût point été réalisée, si un homme vivant se fût trouvé à la place du mannequin ; un mannequin est un objet sur lequel il ne peut être qu'agréable au sujet suggestionné de contenter sans danger le besoin de frapper qu'il ressent.

Le tribunal de la Seine a jugé bon de croire à la culpabilité, sans rejeter les circonstances atténuantes. Le jour où un tribunal quelconque excusera le crime commis par suggestion, il n'y aura plus de coupables. Il faudra toujours prouver, il est vrai, que l'accusé a été hypnotisé : mais que ne prouverait-on pas en ce genre? La facilité avec laquelle on excuse les crimes pour cause d'aliénation mentale en a déjà accru le nombre : l'excuse de suggestion à résultat fatal achèvera d'arracher à la guillotine ses dernières victimes.

3° *La conscience de notre liberté ne serait-elle qu'une illusion?* Ce serait toute la psychologie qu'il faudrait refondre au nom de l'hypnotisme ; jusqu'ici, les philosophes n'auraient rien compris aux phénomènes psychiques. D'après les nouvelles doctrines, il y aurait en nous deux personnes, comme il y a deux hémisphères cérébraux : elles passeraient tour à tour à l'état conscient pour rentrer tour à tour dans l'activité obscure et inconsciente. L'état de veille serait *l'état premier :* l'état de sommeil, naturel ou hypnotique, serait *l'état second.* Il n'y a rien de commun entre les deux états ; aussi la mémoire de l'un ne persévère point durant l'activité de l'autre. Nous ne sommes pas plus libres dans le premier que dans le second : et, puisque tout le monde convient que, dans l'état second, nous ne sommes point libres, malgré l'illusion que nous en aurions, il faut conclure que la conscience de notre liberté, dans l'état premier, n'est aussi qu'un leurre. Telle est l'objection dans toute sa force.

Il est vrai que nous passons par deux états, la veille et le sommeil ; mais il n'est pas vrai qu'ils soient équivalents : ils présentent entre eux des différences profondes, et ces différences sont précisément celles qui constituent la liberté.

Mettez-vous en face de deux personnes, l'une éveillée, l'autre en somnambulisme. Entrez en relation avec l'une et avec l'autre, et faites-les agir. Considérez attentivement comment les choses se passent avant l'acte, pendant l'acte, et après l'acte.

Avant l'acte, la personne éveillée se sent maîtresse d'elle-même, elle hésite, elle délibère, elle accède à l'ordre donné s'il lui convient, elle résiste longtemps et avec succès, s'il lui inspire des répugnances; au contraire, la personne hypnotisée paraît bien ne point se posséder elle-même; si elle affirme sa liberté, ce n'est que par un effet d'habitude, puisque sa résistance sera toujours nulle ou sans efficacité; elle ne délibère point, elle ne résiste point, ou du moins elle se rend *toujours* à l'injonction reçue.

Durant l'acte, la personne éveillée n'est point sûre d'elle-même, elle calcule, elle se cache pour accomplir un acte répréhensible, ou du moins l'embarras qu'elle éprouve révèle le sentiment qu'elle a de sa responsabilité; au contraire, l'hypnotisé agit comme par instinct, il n'est distrait par aucune pensée étrangère à son acte; persuadé qu'il y a obligation d'agir ainsi, il ne manifeste aucun trouble qui trahisse une émotion de la conscience ; même l'acte qu'il aura trouvé mauvais ne lui inspirera aucun dégoût.

Après un acte mauvais, l'homme éveillé se sent coupable et traduit par son regard, sa tenue, ses actions, les sentiments de honte ou de peur qu'il en ressent; rien de semblable dans l'hypnotisé; comme une machine qui a fait son ouvrage, il est au repos absolu, et rien ne montre en lui le sentiment de la personnalité.

Ainsi, d'un côté, la personne se sent maîtresse et responsable de son acte, elle a conscience de sa liberté; de l'autre, il semble que l'humanité ait disparu, pour céder la place à une activité purement animale, qui n'a point à répondre de ses actions. Il n'est donc pas permis d'assimiler deux états si différents ; de ce que la liberté manque dans *l'état second*, on n'est pas en droit de conclure qu'elle fait défaut dans *l'état premier*. Les signes psychologiques auxquels on la reconnaît dans *l'état premier* ne se trouvent précisément jamais dans *l'état second*. Si nous cherchions à caractériser ce qui distingue l'un de l'autre, nous dirions que c'est la liberté. La liberté sort donc intacte de cette agression dirigée contre elle par la psychologie hypnotique.

La personne seule est responsable : puisque dans le sommeil, la responsabilité est suspendue, l'action de la personne est donc aussi comme suspendue. Qu'on ne donne pas le nom de personnalités distinctes à tous ces états divers par lesquels notre double nature nous fait passer. Dire que, tandis que notre attention s'applique à un objet, mille personnalités inconscientes se dégagent de nous pour agir au dehors, comme cela arriverait dans les phénomènes du spiritisme, c'est un abus intolérable de mots et une confusion inadmissible d'idées. Dites, si cela vous plaît, qu'il se dégage de nous, sans un ordre conscient de notre part, mille impressions sensibles capables de produire au dehors certains effets, non encore susceptibles d'analyse précise ; mais ne parlez pas de personnalités inconscientes, ces mots ne s'accordent pas.

L'ascétisme, depuis saint Paul jusqu'à nos jours, a bien mieux saisi ces mouvements involontaires de la nature. « Je fais ou plutôt je subis des choses auxquelles je ne consens pas. » C'est la formule de la lutte de l'esprit et de la chair : elle peut prendre mille formes ; quoi d'étonnant que la chair, qui refuse de se soumettre à l'esprit, ait des poussées multiples que la conscience ne saisit pas toujours et qui peuvent produire sur le monde extérieur des effets encore mal connus?

## 2. L'hypnotisme et le miracle.

Il y a peu d'années, un célèbre hypnotiseur, chassé de tous les pays d'Europe, donnait des séances publiques dans les grandes villes de France. On lui demanda un jour : « Comment se fait-il que le gouvernement français vous tolère, tandis que les autres vous ont interdit leurs Etats? — Parce que je dévisse le miracle, » répondit-il. Beaucoup de gens s'intéressent à l'hypnotisme, parce qu'ils supposent, en effet, qu'il *dévisse le miracle*. Le miracle est la marque authentique du passage de Dieu; supprimez le miracle physique ou intellectuel, et vous aurez supprimé le signe sensible de l'intervention divine. Si nous ne pouvons vous montrer dans la religion la signature de Dieu, nous sommes sans autorité pour vous la prêcher; mais si Dieu l'a signée, vous devez y croire et la pratiquer.

A cause de cette importance exceptionnelle du miracle, les objections qui l'attaquent sont d'une gravité sans égale; il n'est jamais permis de les laisser sans réponse. On a dit longtemps que le miracle est impossible : c'était ignorance ou mauvaise foi; comment un homme d'esprit a-t-il pu écrire que s'il y avait un seul miracle, tout serait confondu dans la nature, la science n'aurait plus sa raison d'être? On a démontré de toutes façons que le miracle est possible ; nous renvoyons à la belle étude publiée ici même dans les *Questions actuelles* (1). D'ailleurs, Renan n'en discutait point la possibilité, il niait son existence, il niait qu'on pût le constater authentiquement.

La libre pensée a subi de singulières évolutions par rapport au miracle. Son point de départ est qu'il n'en faut pas. Elle a commencé par en nier la possibilité; c'était par trop puéril. Alors, elle a nié l'existence des faits allégués, tant qu'elle s'est crue impuissante à les expliquer; les témoins avaient été hallucinés, ils avaient conjuré pour nous induire en erreur. Quand la puissance de la sug-

(1) *Questions actuelles*, t. XII, p. 8-20, 81-92, 113-123, 144-153.

gestion eut été connue, les libres penseurs firent brusquement volte-face : ils ne songèrent plus à révoquer les faits en doute, soit dans le passé, soit dans le présent, comme ceux de Lourdes; ces faits, très réels, n'étaient plus que le fruit naturel de la magique suggestion sur des natures nerveuses. On en est là aujourd'hui : c'est donc là qu'il faut livrer bataille.

Personne ne niera la puissance de la suggestion. Elle agit sur l'esprit, et fait pénétrer plus avant les idées et les convictions; l'orateur exerce sur son auditoire une influence suggestive fort remarquable. J'admets même que la foi pénètre dans les âmes par voie de suggestion; heureux celui qui subit une si bienfaisante suggestion! mais elle ne force point la volonté libre; en dépit de la suggestion, l'idée reçue peut être rejetée. La suggestion n'est pas moins puissante sur le cœur; elle inspire de nobles résolutions, elle communique le courage de les accomplir; toute exhortation au bien est une sorte de suggestion verbale. Les volontés puissantes exercent sur les autres un empire bien plus efficace que les volontés faibles : c'est un peu le secret de se faire obéir. On m'a raconté qu'un enfant insoumis, qui refusait de faire sa Première Communion, fut conduit à un docteur célèbre; celui-ci l'hypnotisa une fois, lui suggéra l'ordre d'apprendre son catéchisme, etc.; le gamin obéit, et n'eut plus besoin d'être endormi pour recevoir les ordres du docteur; les conseils à l'état de veille furent suffisants. La suggestion agit aussi sur le physique; un docteur peut guérir, sans l'hypnotiser, un malade imaginaire. Il peut faire cesser par la suggestion hypnotique des troubles nerveux fort graves : paralysies de la face, de la langue, des membres, de l'estomac, etc. Des cures de ce genre sont souvent pratiquées dans les hôpitaux, et, vraiment quand cela se fait avec discrétion, on ne peut le critiquer.

Voyez-vous nos docteurs dans l'ivresse de ces succès? Ils partent en guerre contre nos croyances enfantines, et se vantent d'avoir trouvé la clé de tous nos miracles : « Nous avons, disent-ils, surpris le secret procédé du fait miraculeux. Les malades, à Lourdes, sont guéris par la puissante action qu'exerce sur eux le milieu où ils prient. La pensée qu'ils seront guéris, les chants et les cérémonies qui les exaltent, les exhortations éloquentes à la confiance en la Vierge, tout cela les surexcite, les suggestionne, et les troubles nerveux des plus émus sont guéris. Il n'est pas toujours besoin d'être impressionné par le dehors : l'auto-suggestion peut y suppléer. Une personne se persuade qu'elle guérira tel jour, elle espère, elle prie, elle s'y attend; l'heure venue, tous les ressorts de la machine humaine se remettent en place. Quand M. Charcot ne pouvait opérer une cure par suggestion, il envoyait à Lourdes sa malade, sachant bien que la suggestion y serait plus puissante et partant plus efficace. Et la nouvelle théorie des miracles modernes s'applique de même aux miracles anciens. Jésus-Christ et les saints ont eu, plus que les autres, le don de suggestionner puissamment. »

Tels sont les blasphèmes auxquels tendent les théories hypnotiques de l'école dont Charcot était le chef. Supprimer tout surnaturel, rabaisser le Christ au niveau de l'homme, éteindre dans les âmes, en la traitant de superstition, la religion qui vit encore en elles, voilà bien le but poursuivi par un grand nombre d'hypnotiseurs en vogue.

Nous ne parlerons point de tous les genres de faits miraculeux, mais seulement des guérisons miraculeuses. D'ailleurs, la plupart des miracles sont des guérisons; la Providence procède, en effet, de cette sorte; les manifestations de sa puissance sont des actes de bonté à l'égard des hommes. Or, il peut se présenter trois sortes de maladies, dont la cure s'opère dans nos pèlerinages : les maladies imaginaires, les affections organiques résultant des troubles nerveux, les infirmités indépendantes du système nerveux. En nous tenant à cette distinction, nous pourrons aisément venger la vérité de nos miracles.

1° *Les maladies imaginaires* ne sont pas rares : elles se rencontrent chez les personnes impressionnables. Cette personne s'imagine qu'elle a le choléra, cela peut amener certains troubles intestinaux. Une autre se figure qu'elle voit des fantômes, et ce ne sont que des produits fantastiques d'une imagination en délire, etc..... Un docteur à parole ferme peut donner un remède insignifiant et garantir la complète disparition du mal; il impose la confiance, et la persuasion produit, au temps marqué, la guérison. Qu'il ait recours à la suggestion hypnotique durant le sommeil : le malade ne pourra se soustraire à la conviction qu'il va bien, et, au réveil, il bénéficie de la conséquence. Des cures de ce genre sont-elles durables? Ont-elles toujours du succès? Il ne parait pas.

Eh bien! si de telles guérisons s'opéraient à Lourdes sous l'influence de la joie, de la confiance que fait naître la mise en scène des grandes solennités, jamais elles ne seraient comptées au nombre des miracles. Je n'empêcherais pas une personne ainsi délivrée de rendre grâces à Dieu. Dieu peut, en effet, y avoir mis la main; mais ce n'est pas sa signature, ce n'est pas un fait qui ne relève que de sa puissance.

2° *Les affections organiques qui sont causées par des troubles nerveux* ne sont pas tellement au-dessus de la puissance de la suggestion que leur guérison doive être regardée comme miraculeuse.

Les troubles nerveux sont très fréquents, surtout à cette époque d'énervement général qui caractérise la génération de nos villes; les effets morbides en sont aussi très variés. La plus ordinaire est la paralysie locale d'un membre, d'un côté du corps, par exemple : le malade peut être privé de mouvement dans les organes atteints durant plusieurs années. Ce n'est ni une congestion cérébrale, ni une dégénérescence du système nerveux qui amène cette infirmité; c'est une paresse nerveuse, une anesthésie partielle qui réduit à l'impuissance tous les nerfs d'une région. Cette anesthésie nerveuse peut causer des extinctions de voix, si les cordes vocales sont mises hors de service; des difficultés graves de prononciation, si la langue est atteinte. Une inappétence prolongée, ayant pour résultat de longs jeûnes, pourrait être due à la même cause. Il s'est rencontré jusqu'à des coxalgies dont la nature était purement nerveuse.

Il peut arriver que des remèdes longtemps pratiqués échouent contre des maux si bizarres d'allure, et qu'un ébranlement subit fasse circuler la vie à pleins bords à travers tous ces canaux jusque-là fermés. La vie circulant partout, toutes les fonctions se raniment d'autant mieux qu'aucune lésion organique ne s'était faite. Qui peut produire cet ébranlement? Une forte suggestion durant le sommeil, une joie extraordinaire arrivée brusquement, un coup violent ou une excitation excessive, l'enthousiasme, que sais-je? on ne peut dire tout ce qui peut secouer vivement l'organisme, que ce soit physique ou moral.

Ces guérisons instantanées sont très surprenantes, mais elles ne sont pas miraculeuses. Et ce n'est pas la science moderne, après ses études sur l'hystérie, qui inspire à l'Église la prudence dans ses jugements sur les miracles : dès le moyen âge, nous voyons saint Thomas classer parmi les faits naturels les guérisons de maladies nerveuses opérées sur les tombeaux des saints. A plus forte raison aujourd'hui, ces faits sont-ils écartés dans l'examen juridique des guérisons constatées à Lourdes. Il se peut qu'on crie trop promptement au miracle, et que certaines béquilles n'aient jamais porté que des hystériques infirmes. Mais ces guérisons douteuses ou naturelles n'ont point de place dans les procès officiels de l'Église. Et c'est sur les documents officiels de l'Église qu'il la faut juger, et non sur les cris enthousiastes que l'amour de la Vierge met parfois trop précipitamment sur les lèvres de ses pèlerins.

Est-ce à dire que Dieu n'intervient jamais dans ces faits? Loin de moi cette pensée. Je dis seulement que ces faits ne sont pas des signatures authentiques et absolument indéniables de sa main. Mais, que de grâces dans ces innombrables guérisons! Comment sont-elles si nombreuses à Lourdes, si rares ailleurs? Pourquoi toutes les suggestions de la docte Faculté sont-elles si impuissantes en comparaison de la prière à la Vierge? A la Salpêtrière, on a guéri peu d'infirmes, l'état de plusieurs devient pire à mesure qu'on les soumet à la suggestion. A Lourdes, personne n'est plus mal, beaucoup sont délivrés, quelques-uns sont l'objet de miracles éclatants.

3° En effet, souvent on a vu des *infirmités indépendantes du système nerveux* guérir instantanément et radicalement. N'y eût-il qu'un seul fait de ce genre, que nous pourrions dire : *Digitus Dei est hic.* Depuis 30 ans, c'est plus de cent fois que la Vierge a répondu par des miracles indubitables aux dénégations insolentes de Renan et Cie. Ces messieurs prétendent qu'un miracle, s'il arrivait, ne pourrait être authentiquement reconnu; ils ne sont jamais allés à Lourdes, ils n'ont jamais lu les procès de canonisation, ils croient posséder seuls le secret des enquêtes scientifiques. Zola, l'an dernier, touchait les faits du doigt. « Si j'étais en possession d'un seul fait de ce genre, disait-il, je voudrais amener ici le monde. » Le monde s'y rend, en effet, et il s'y rend sans l'appel de Zola; et Zola, qui voit ces choses et qui a l'âme fermée aux inspirations d'en haut, se réfugie dans des exigences que le bon sens juge futiles, et qui, d'ailleurs, ne le satisferaient pas. Lisez seulement l'*Histoire médicale de Lourdes* du Dr Boissarie, et vous verrez qu'un médecin peut croire au miracle sans se déshonorer, et que Lourdes est un lieu béni où Dieu rend des oracles.

Raisonnons. Une personne est atteinte d'une plaie: la peau, la chair et les os même sont entamés; elle est subitement guérie au sortir de la piscine; les os sont restaurés, les chairs sont refaites et la peau a poussé toute neuve sur le membre guéri. Quelle suggestion peut faire cela? Quel ébranlement naturel aboutit à pareil résultat? Et cette personne, il est aisé de constater son identité; ses parents, ses amis, qui, le matin, recueillaient ses lambeaux de chair, ne sont pas des hallucinés quand ils proclament sa guérison. Combien de cancers ont été guéris, combien de poitrines tuberculeuses ont été réparées, combien de membres morts ont été ranimés! Ce n'est pas ici le lieu de citer les faits; il suffit de noter qu'ils existent et qu'ils dépassent toute activité d'origine nerveuse.

Il est vrai que, cette année même, Charcot a cru donner à Lourdes le dernier coup, en prouvant la nature hystérique de certaines plaies. Il alléguait je ne sais quelle névropathe qui fut guérie, en 1727, après avoir touché la terre de la tombe du diacre Pâris, d'une plaie causée depuis plusieurs années par une affection nerveuse; soit, il y a des plaies d'origine nerveuse. Mais comment se fit la guérison citée par Charcot? en six semaines, c'est-à-dire dans le temps normal qui suffit à la nature pour réparer ses dommages. Qu'il y a loin de là aux cures instantanées qui se sont faites à Lourdes!

Ce caractère d'instantanéité a toujours été exigé par l'Église pour la reconnaissance authentique des miracles : la nature procède lentement, Dieu se doit à lui-même d'agir d'une autre manière. Pour qu'il y ait miracle, il n'est pas nécessaire qu'une maladie soit incurable: il suffit qu'elle soit guérie suivant un mode qui dépasse la nature.

De tout ce qui précède, il faut conclure avec quelle prudence on doit juger les miracles. Les plus réservés en cette matière sont les plus sages : il ne convient pas d'exposer notre foi aux insultes de l'impiété par une précipitation déraisonnable. Un homme hésitant voit-il que nous acclamons un faux miracle, il conclura sans enquête qu'il en est ainsi de tous les autres. Mais, cette réserve faite, qu'il est consolant pour nous de constater que « la vertu de Dieu » est toujours avec nous. Saint Paul disait aux Corinthiens : « Ma prédication ne s'est point faite en discours sublimes, mais dans la manifestation miraculeuse de la puissance divine. » Jamais Dieu n'a cessé de marquer ainsi de son doigt l'Église qui est à lui : aujourd'hui qu'elle est si discutée et si persécutée, elle présente encore la preuve « des signes ».

Et l'Église catholique seule les présente. En dehors d'elle, on ne prétend pas au miracle, tant il y fait défaut. Les jansénistes révoltés crurent avoir le sceau divin au cimetière de Saint-Médard ; mais ils n'offrirent là qu'une grossière mascarade : si certains faits y parurent merveilleux, M. Charcot nous a donné le moyen de les expliquer en nous révélant les singuliers phénomènes de l'hystérie. Il serait intéressant de montrer, dans une étude détaillée, la part qui revient à l'hystérie et à l'hypnotisme dans les merveilles qu'on raconte soit des anciens, soit des Orientaux modernes.

Ce que nous avons dit des miracles actuels s'applique également au passé : il se peut que certaines grâces obtenues par les fidèles ne méritent pas toujours d'être reconnues comme strictement miraculeuses; mais le nombre des vrais miracles dûment constatés sera toujours assez grand pour montrer la main de Dieu travaillant visiblement dans son Église.

Enfin, disons que les miracles de Notre-Seigneur se défendent eux-mêmes. Par leur objet, ils sont au-dessus de toute puissance créée : des aveugles-nés qui voient, des morts qui ressuscitent, des pains qui se multiplient, etc..... Par la manière dont ils sont opérés, il n'y a aucune proportion entre la cause matérielle et l'effet : le malade n'est pas toujours présent; ce n'est pas au malade que Jésus suggère la foi, mais aux parents : est-ce le procédé des hypnotiseurs? Et ces miracles sont faits à la vue de tout le peuple, ils ont des milliers de témoins, et des témoins qui ne se laissent point gagner.....

Ils sont donc inexcusables ceux qui trouvent que Dieu ne se révèle point assez clairement. J'ai entendu des étourdis se plaindre que Dieu ne soit plus si familier à l'homme que dans les premiers âges..... Tandis que Dieu parle sur le Sinaï, les Hébreux adorent le veau d'or!

### 3. L'hypnotisme et les grâces surnaturelles.

Le chrétien fidèle, qui croit aux relations miraculeuses du Dieu vivant avec l'humanité, admet sans peine qu'il ait avec les âmes privilégiées des communications plus intimes. Il trouve tout se naturelles ces privautés du Père céleste avec ses enfants, qu'on les appelle extases, révélations, visions, ou stigmates sacrés.

Mais les esprits forts, qui n'ont point retenu d'autre catéchisme que les cours de M. Charcot, font bon marché de ces faveurs d'en haut. Ils n'y voient que des états extravagants de personnes hystériques, qu'il leur est facile de reproduire par la suggestion hypnotique, et que l'auto-suggestion crée naturellement chez les exaltés. Ainsi, M. Charcot avait pris à tâche de faire la psychologie de sainte Thérèse : elle n'était, à ses yeux, qu'une hystérique enthousiaste, que les jeûnes et les prières prolongés dans la solitude du cloître avaient préparée à toutes ses prétendues visions.

Pouvons-nous soutenir, en face de la science nouvelle, le caractère surnaturel de ces grâces? Assurément, et la science nouvelle nous servira à discerner les vraies manifestations divines de celles qui n'en ont que l'apparence.

1° Parlons d'abord des *extases*. L'extase est un état psychologique, dans lequel l'attention de l'âme est étrangère à tout ce qui frappe les sens, tandis que les organes corporels prennent une attitude assez expressive des idées qui occupent l'âme. Cette notion de l'extase convient également à celles qui sont naturelles, et à celles qui sont surnaturelles : elle comprend deux choses, le ravissement de l'âme et la posture du corps.

Une extase peut être naturelle dans une personne éveillée, mais elle ne prive jamais entièrement de l'usage des sens : devant un tableau de maître, mon attention peut être à tel point absorbée, que le monde extérieur ne me frappe point, et que les traits de mon visage reflètent la pensée et l'image qui me captivent.

L'extase peut aussi être procurée par la suggestion hypnotique. Vous suggérez à une somnambule que la Vierge lui apparaît, et vous croisez ses doigts sur les grains d'un rosaire ; aussitôt son attention se fixe sur cet objet unique, son visage s'illumine des rayons de la joie, son corps demeure immobile dans la pose dite extatique. Rien de plus naturel : la suggestion recueille et fixe les facultés, l'état mental rejaillit infailliblement sur les organes par l'influence naturelle de l'âme sur le corps.

Sainte Thérèse commence son oraison : elle a préparé son sujet et cherche à s'y tenir ; mais bientôt son esprit est attiré vers un objet plus haut, elle s'y attache, toutes ses puissances s'y appliquent ; dès lors, elle est comme insensible aux choses extérieures, sa pose est celle d'une personne qui goûte un bonheur infini, ses traits expriment la joie et le ravissement ; parfois son corps s'élève à plusieurs pieds au-dessus du sol, comme pour embrasser l'objet qu'elle contemple. L'extase finie, Thérèse se souvient des merveilles qu'elle a vues, elle en reçoit une excitation puissante au bien, et ce commerce céleste la rend toujours meilleure. Voilà l'extase surnaturelle et divine.

Elle a de commun avec l'extase naturelle l'insensibilité et le rayonnement extatique : elle en diffère par le souvenir précis des communications divines, par les faits miraculeux qui l'accompagnent, par les fruits excellents de vertu qui la suivent. Si les faits miraculeux font défaut, il sera très difficile de la caractériser : elle peut venir de Dieu, comme elle peut n'être que l'effet d'un tempérament sensible. Or, l'Église est assez prudente pour ne juger divines que les extases où Dieu se montre clairement par l'intervention miraculeuse et par la sainteté des fruits.

Il y a donc lieu d'y prendre garde ; il peut y avoir et il y a de fausses extases, ou plutôt des extases purement naturelles. Des personnes exténuées par les privations, et d'ailleurs très impressionnables, y seront très sujettes. Il s'en est rencontré dans tous les siècles, et jamais l'Église ne les a approuvées ; il s'en rencontre encore aujourd'hui. Il faut se tenir dans une grande défiance à l'égard de ces hystériques portées aux singularités, et victimes de leur imagination. La sévérité leur est très profitable ; il faut les traiter avec énergie et suivant les voies communes, à moins que Dieu ne manifeste son action par des faits surnaturels sagement contrôlés et bien caractérisés.

2° Il faut user de la même prudence à l'égard des *visions et des révélations*. Si vous voulez prêter l'oreille à toutes les hystériques qui prophétisent, vous serez le jouet des prédictions les plus contradictoires. Dieu se révèle aux âmes saintes, je le crois ; mais la nature et le diable peuvent singer Dieu, il faut s'en défier.

Quand M. Charcot enseignait que la solitude, les privations, l'application prolongée aux mêmes objets spirituels peuvent amener des hallucinations et créer l'illusion de révélations célestes, il n'était pas répréhensible. C'est pourquoi le conseil de l'apôtre est si sage : *Nolite credere omni spiritui ; probate spiritus, si ex Deo sint.*

Mais quand il prétendait renfermer dans ce cadre des hallucinations toute vision et toute révélation, il dépassait les limites du droit, il concluait au delà de la portée des prémisses. Puisque la nature est sujette aux hallucinations, prenez garde. Cependant, s'il se rencontre des faits qui dépassent la nature, qui soient marqués du sceau divin du miracle, croyez aux bienfaits de Dieu envers sa créature. Or, l'histoire nous montre des faits où les visions et les prophéties des saints sont accompagnées de circonstances si miraculeuses qu'il serait téméraire et impie de n'y pas adhérer.

3° Les *stigmates sacrés* sont des plaies plus ou moins apparentes et profondes que les saints ont mérité de porter sur leurs membres en méditant la Passion du Sauveur. Saint Paul dit expressément qu'il en fut honoré ; saint Bonaventure affirme avoir vu les stigmates de saint François d'Assise; sainte Catherine de Sienne reçut la même grâce. Les auteurs spirituels en citent bien d'autres exemples.

Le seul fait de porter ces stigmates est-il une preuve de surnaturel? Évidemment, les théoriciens que nous combattons ne l'admettent pas. Ils croient qu'il est très aisé de saigner aux membres quand il plaît. D'après Beaunis, il suffirait de considérer longtemps et fixement une partie quelconque du corps, pour y faire couler le sang, tant est grande la puissance de l'auto-suggestion. Pardon, M. Beaunis, mais je vous défie de le faire. D'ailleurs, la suggestion hypnotique, dont la puissance est très considérable, n'a jamais abouti qu'à rendre un peu sanguinolentes des lignes tracées sur la main à travers l'épiderme. Donc, rien ne prouve que le flux de sang dans les stigmates *puisse* être naturel.

Supposons pourtant que l'influence du moral sur le physique puisse aller jusque-là, nous userons encore de la même distinction. La nature du phénomène physique sera jugée d'après les circonstances qui l'accompagnent. Si aucun fait miraculeux bien caractérisé ne montre la main de Dieu, et si aucun fruit de sainteté ne s'ensuit, qu'au contraire la désobéissance aux lois de l'Église le précède et le suive, il n'est pas de Dieu, mais de la nature ou du démon; on en voit des exemples jusque dans les temps modernes. Si Dieu marque par le miracle son intervention, si la vertu, l'humilité surtout, grandit dans ces faveurs, elles sont divines.

Ainsi, nous ne fermons point les yeux à la science moderne : les découvertes de Charcot nous ont révélé la nature de bien des états qui nous surprenaient et que les circonstances ne permettaient point de rapporter à Dieu; mais elles n'ont porté aucune atteinte aux grâces surnaturelles. M. Charcot nous a révélé la nature; au-dessus de la nature, il reste, quoi qu'il dise, un champ vaste à l'action de Dieu.

### 4. L'hypnotisme et les démoniaques.

La guerre est déclarée à tout surnaturel; il faut qu'il disparaisse jusqu'au dernier vestige. L'action diabolique n'a pas été plus épargnée que l'action de Dieu : tout ce qu'on nommait *possessions* a dû rentrer dans le cadre de l'hystérie tracé par M. Charcot. L'intervention du diable était encore une manifestation de *l'au delà* : la science veut connaître de tous les faits, et elle prétend les classer tous dans les limites de la nature. Ce point ne manque pas de gravité; si les prétendus possédés ne sont que des hystériques à crises violentes, l'Évangile est en défaut, Jésus-Christ s'est mépris sur la nature des maladies qu'il guérissait, l'Église a gravement erré dans les exorcismes qu'elle a prescrits pour sauver les démoniaques. Ici encore, la science de l'hystérie nous fera préciser sans rien détruire.

Nous, catholiques, nous croyons à l'existence d'esprits mauvais appliqués à tromper l'homme et à l'induire en péché : la science ne peut rien contre cette croyance. Nous admettons que, par une permission de Dieu, ces esprits peuvent exercer une action directe sur des corps vivants, qui, dans ce cas, sont dits possédés. Maître des corps, des organes, ils peuvent agir sur l'imagination, sur les sens, et causer des crises violentes comme les spasmes, la léthargie, l'épilepsie, etc...... : la science ne nous démontrera jamais que nous avons tort de croire à ces effets organiques de la possession.

Sans doute, dira-t-on; mais si la science nous donne la raison totale des phénomènes dont nous sommes témoins, en bonne logique, nous n'avons pas le droit de chercher la cause au-dessus de la nature. Or, l'hystérie paraît rendre compte de tous les phénomènes qui se passent dans les possédés. Les personnes atteintes de ce mal ont des crises épileptiformes, avec contractions violentes, écume à la bouche, cauchemars et hallucinations; leurs poses ressemblent à celles que les peintres ont données aux possédés du moyen âge; elles sont alors douées d une activité cérébrale extraordinaire; elles voient, elles entendent des choses qui sont hors de la portée des sens; elles peuvent être guéries par la suggestion. Leur cas est donc identique à celui des possédés et les exorcismes de l'Église n'ont point d'autre effet que celui d'une suggestion puissante.

Ne révoquons point en doute le caractère naturel des crises hystériques. Il est fort possible et même très probable que, dans le cours des siècles, certains prêtres aient pris de simples malades pour des possédés. Ne les blâmons point de les avoir traités en démoniaques; s'ils ont commis une erreur, ils ont du moins été bons pour ces malades. L'exorcisme était un remède à la fois naturel et surnaturel; naturel, par la suggestion contenue dans les menaces et les commandements de l'exorciste; surnaturel, dans la prière inspirée par l'Esprit de Dieu à son Église, Ainsi, même au point de vue humain, l'Eglise se montrait bienfaisante.

Mais, il n'est pas vrai que tous les démoniaques n'aient été que des hystériques. Ils ont été hystériques je le concède; leurs convulsions doivent être, à cause de leurs caractères organiques, assimilées à celles de l'hystérie. Mais cette maladie physique avait-elle sa cause dans un trouble nerveux seulement, ou dans une influence diabolique?

Si je ne trouve aucun signe de surnaturel, je dois rester enfermé dans la nature : aussi, l'Église n'a jamais ordonné d'exorciser des convulsionnaires à cause de leurs convulsions, elle a toujours requis qu'on exigeât les signes d'une action surnaturelle, et le Rituel en énumère un grand nombre. Si les marques d'une puissance surnaturelle se rencontrent, comme parler des langues inconnues, connaître des choses soustraites aux sens, prédire des événements qui se réalisent....., c'est qu'il existe dans le sujet une force étrangère à la nature. Cette force est attribuée à l'esprit mauvais, quand elle tourne au détriment du sujet, et quand elle conduit à des effets moraux pernicieux. Dieu agit toujours par bonté et avec sainteté.

Mais ce discernement des esprits est chose si délicate, qu'il faut procéder, aujourd'hui surtout, avec une excessive prudence. Plutôt que d'exposer la foi aux blasphèmes des impies, mieux vaudrait traiter d'abord comme simples malades ceux qu'on suppose possédés. Si la médecine échoue, ce qui est ordinaire, même pour l'hystérie naturelle, il sera toujours temps de recourir aux exorcismes; mais, encore une fois, que les convulsions ne soient point prises comme signes de surnaturel, qu'on exige de vraies marques dépassant la nature.

Quant aux faits passés, nous avons pour garants de la réalité des possessions : 1° *la puissance des exorcismes*. Comment les exorcistes avaient-ils tant de pouvoir, tandis que les hypnotiseurs de nos jours améliorent si rarement l'état des hystériques? Les médecins ne guérissent que pour un temps, ou ils ne le font que par un traitement prolongé, capable de modifier le tempérament. Un mot, une prière suffisait à Notre-Seigneur et aux saints pour délivrer les possédés. Il leur fallait donc un pouvoir *d'imperatores spirituales* : si le démon n'était pas là, il y avait du moins guérison miraculeuse; mais alors le miracle devient la garantie de leur croyance au démon; 2° les signes surnaturels indiqués par le Rituel se sont souvent rencontrés; sans connaître tous les secrets de la nature, nos pères pouvaient saisir clairement ce qui est au-dessus d'elle : leurs affirmations n'ont pas été démenties; 3° *la parole de Jésus-Christ*. Nous savons, indépendamment des guérisons de possédés, que Notre-Seigneur est Dieu et avait de toute chose une connaissance parfaite quand il disait : « Esprit mauvais, sortez, » il nous enseignait, en termes formels, la possibilité et le fait des possessions.

En dehors des cas où la puissance du démon se met à découvert, il cherche encore à nous nuire. L'Église, dans ses prières liturgiques, suppose qu'il est très mêlé à nos affaires et qu'il est de part dans les maux physiques et moraux qui nous désolent; mais, lorsqu'il se cache ainsi sous les agents naturels, son action ne peut être l'objet d'une connaissance scientifique.

Du reste, pour avoir des faits qui nous manifestent Satan, il n'est point besoin de remonter le cours des siècles : en plein XIX^e^ siècle, il ne s'est point caché.

# BIBLIOGRAPHIE

SCHUGT (WILLEBRORDUS GOTHOFREDUS). De differentia inter hypochondriasin et hysteriam. Amstelodami, Van der-Post, 1847, in-8°.

BRIQUET. Traité clinique et thérapeutique de l'hystérie. Paris, 1859, in-8°.

CHARCOT (Dr). Leçons sur les maladies du système nerveux faites à la Salpêtrière, 1873, in-8°, 2e édit., 1875-1884, in-8°.

BOURNEVILLE. Iconographie photographique de la Salpêtrière. Paris, 1878-1881, 3 vol. in-4°.

BOURNEVILLE, OLIER (H. d'). Recherches cliniques et thérapeutiques sur l'épilepsie, l'hystérie et l'idiotie. Paris, Delahaye et Lecrosnier, 1881, in-8°.

BOURNEVILLE, BONNAIRE, WUILLAMIÉ. Recherches cliniques et thérapeutiques sur l'épilepsie, l'hystérie, l'idiotie. Paris, Delahaye et Lecrosnier, 1882, in-8°.

CHARRIÈRE (OCTAVE). Considérations sur les rapports de l'hystérie et de la paralysie générale. Paris, Davy, 1882, in-8°.

GREFFIER (Dr L.). De l'hystérie précoce. Paris, Asselin, 1882, in-8°.

LEBLOIS (P.). Hypnotisme et métalloscopie. Angers, Germain et Grassin, 1882, in-8°.

LEGRAND DU SAULLE. Les hystériques. Paris, 1882, in-8°.

RÉGIS (Dr E.). Note sur les rapports de la paralysie générale et de l'hystérie. Paris, Rousset, 1882, in-8°.

AXENFELD et HUCHARD. Traité des névroses, 1883, in-8°.

BRAID (JAMES). Neurypnologie. Traité du sommeil nerveux en hypnotisme, trad. de l'anglais par le Dr Jules Simon. Paris, Delahaye et Lecrosnier, 1883, in-18.

FABRE (Dr AUG.). Nouveaux fragments de clinique médicale. L'hystérie viscérale, les dilatations du cœur droit. Paris, Delahaye et Lecrosnier, 1883, in-8°.

MITCHELL (WEIR). Du traitement méthodique de la neurasthénie et de quelques formes d'hystérie. Traduit par le Dr Oscar Jennings. Paris, Berthier, 1883, in-8°.

PLAYFAIR (Dr W. S.). Épuisement nerveux et hystérie, son traitement systématique. Paris, Masson, 1883, in-8°.

YUNG (ÉMILE). Le sommeil normal et le sommeil pathologique. Magnétisme animal, hypnotisme, névrose hystérique. Paris, Doin, 1883, in-18.

ZECKENDORF (ÉMILE). Ueber die Pathogenese der Bauchtympanie nebst Beitragen zur Lehre vom Stoffwechsel bei der hysterie. Gottingen, Hofer, 1883, in-8°.

BÉRILLON (Dr). Hypnotisme expérimental et dualité cérébrale. Paris, 1884, in-8°.

BERNHEIM (Dr). De la suggestion dans l'état hypnotique et dans l'état de veille. Paris, Doin, 1884, in-8°.

BERNHEIM (Dr). De la suggestion dans l'état hypnotique, réponse à M. Paul Janet. Paris, Doin, 1884, in-8°.

BOTTEY (Dr FERNAND). Le magnétisme animal, étude critique et expérimentale sur l'hypnotisme. Paris, Plon, 1884, in-8°.

Brémaud (Dr). Les différentes phases de l'hypnotisme et en particulier de la fascination. Paris, Cerf, 1884, in-8°.

Grasset (Dr J.). Des rapports de l'hystérie avec les diathèses scrofuleuse et tuberculeuse. Montpellier, Coulet, 1884, in-8°.

Lasègue. Anesthésie et ataxie hystériques. Paris, bureaux des *Études médicales*, 1884.

Magnin (Dr Paul). Étude clinique et expérimentale sur l'hypnotisme. Paris, Delahaye et Lecrosnier, 1884, in-8°.

Mollière (Humbert). De la mort subite pendant la crise hystérique. Bâle, Georg, 1884, in-8°.

Rieger (Conrad). Der hypnotismus. Psychiatrische Beitrage Zur Kentniss der sogenannten hypnotischen Zustande. Jena, Fischer, 1884, in-8°.

Roché (Dr L.). Analyse de la brochure du Dr Deniau *De l'hystérie gastrique*. Auxerre, 1884, in-8°.

Taguet (Dr). Hypnotisme avec hyperesthésie de l'ouïe et de l'odorat. Paris, Rougier, 1884, in-8°.

Voisin (Dr A.). Étude sur l'hypnotisme et sur les suggestions chez les aliénés. Paris, Rougier, 1884, in-8°.

Batault (G. R. Émile). Contribution à l'étude de l'hystérie chez l'homme. Paris, Steinheil, 1885, in-8°.

Colas (Albert). L'hypnotisme et la volonté. Paris, Ghio, 1885, in-18.

Ferrand (Dr). Les suggestions dans l'hypnose. Paris, bureaux des *Annales* de philosophie chrétienne, 1885, in-8°.

Kaan (Hans). Ueber Beziehungen Zwischen Hypnotismus und cerebraler Blutfüllung. Wiesbaden, Bergmann, 1885, in-8°.

Mitchell (S. Weir). Fat and Blood : an essay on the treatment of certain forms of neurasthenia and hysteria. Philadelphia, Lippincott, 1885, in-8°.

Richer (Dr Paul). Études cliniques sur la grande hystérie ou hystéro-épilepsie. Paris, 1885, gr. in-8°.

Ruault (Dr Albert). Contribution au traitement de l'attaque d'hystérie. Paris, Davy, 1885, in-8°.

Suggestion (La) mentale, conférence prononcée à la salle des Capucines, le 22 mai 1885. Paris, Ghio, 1885, in-8°.

Thomas (G.). Cour d'appel de Nancy. Audience solennelle de rentrée du 16 octobre 1885. Le procès de sorcellerie et la suggestion hypnotique. Nancy, Vagner, 1885, in-8°.

Walger (Ernest). Ueber die gynacologische Behandlung. (Du traitement gynécologique de l'hystérie. Berlin, 1885, in-8°.

Beaunis (H.). Le somnambulisme provoqué. Paris, 1886, in-16.

Bérillon (Dr). Revue de l'hypnotisme expérimental et thérapeutique. Revue mensuelle, le n° 32 pages, paraît depuis le 1er juillet 1886, Paris, 174, boulevard Saint-Germain.

Binet (Alfred). La psychologie du raisonnement, recherches expérimentales par l'hypnotisme. Paris, Alcan, 1886, in-18.

Bonniot (Le P. J. de). Opposition entre l'hystérie et la sainteté. Paris, Letouzey, 1885, in-8°.

Cullerre (Dr A.). Magnétisme et hypnotisme. Exposé des phénomènes observés pendant le sommeil nerveux, avec un résumé historique du magnétisme. Paris, Baillière, 1886, in-18.

DESPLATS (Dr HENRI). Applications thérapeutiques de l'hypnotisme et de la suggestion, par le Dr Lille, bureaux du *Journal des sciences médicales* 1886, in-8°.

DUFOUR (Dr). Contribution à l'étude de l'hypnotisme. Grenoble, Drevet, 1886, in-8°.

PERRONET (Dr CLAUDE). Force psychique et suggestion mentale, leur démonstration, leurs applications possibles à la médecine et à la thérapeutique légale. Paris, Lechevallier, 1886, in-8°.

AZAM. Hypnotisme, double conscience et altérations de la personnalité, par le Dr Azam. Préface de Charcot. Paris, Baillière, 1887.

BALLET (Dr GILBERT). L'hypnotisme et la suggestion, conférence faite à Reims, le 11 février 1887. Reims, Matot, 1887, in-8°.

BOURRU (Dr H.) BUROT (Dr P.). La suggestion mentale et l'action à distance des substances toxiques et médicamenteuses. Paris, Baillière, 1887, in-16.

CHARCOT (Dr) RICHER (Dr). Les démoniaques dans l'art, Paris, 1887, in-8°.

DELACROIX (FRÉD.). Les suggestions hypnotiques. Une lacune de la loi. Paris, Chevalier-Maresq, 1887, in-8°.

FERÉ et OSINET. Magnétisme animal, Paris, 1887, in-8°.

FONTAN (Dr J.). SÉGARD (Dr CH.). Éléments de médecine suggestive : hypnotisme et suggestion, faits cliniques. Paris, Doin, 1887, in-18.

GESSMANN (G.). Magnetismus und hypnotismus, Wein, Hartleben, 1887, in-8°.

GILLES DE LA TOURETTE (Dr). L'hypnotisme et les états analogues au point de vue médico-légal. Paris, Plon, 1887, in-8°.

LOWENFELD (L.). Die moderne Behandlung der Nervenschwache (Neurasthénie), der Hysterie und verwandter Leiden. Wiesbaden, Bergmann, 1887, in-8°.

LUYS (J.). Les émotions chez les sujets en état d'hypnotisme, Paris Baillière, 1887, in-8°.

MOSSÉ (A.). Observation de grande hystérie chez l'homme. (S. L.) 1887, in-8°.

MOUTIN. Le nouvel hypnotisme. Paris, Perrin, 1887.

OCHOROWICKZ (Dr J.). De la suggestion mentale. Paris, Doin, 1887, in-18.

PONCEL (Dr). Conférence sur l'hypnotisme à la Faculté des sciences. Marseille, Barlattier-Feissat, 1887, gr. in-8°.

RACIBORSKY (ALEXANDER). Hipnotyzm paryskim szpitalu *La Salpêtrière*. (L'hypnotisme à l'hôpital de la Salpêtrière à Paris.) Lwow, Gubrynowicz, 1887, in-8°.

RIESENFELD (PAUL). Ueber Hysterie bei Kinder. Kiel, Jenssen, 1887, in-8°.

ROUX FREISSINENG (A.). L'hypnotisme dans ses rapports avec le droit. Discours à Marseille, 19 décembre 1886. Marseille, Barlattier-Feissat, 1887, in-8°.

SOSNOWSKY (KAZIMIERZ). Magnetyzm a Hypnotyzm (Magnétisme, Hypnotisme et suggestion). Warszawa, 1887, in-8°.

VOISIN (AUG.). Observations d'aliénation mentale aiguë traitée par l'hypnotisme. Nancy, Berger-Levrault, 1887, in-8°.

X.X. L'hypnotisme et les religions ou fin du merveilleux, Bordeaux, 1887, in-16.

AUVARD (Dr) SECHEYRON (Dr L.). L'hypnotisme et la suggestion en obstétrique. Paris, Delahaye et Lecrosnier, 1888, in-8°.

BÉRILLON (Dr). De la suggestion et de ses applications à la pédagogie. Paris, bureaux de la *Revue de l'hypnotisme*, 1888, in-8°.

BLANC (Abbé E.). De l'hypnotisme. Lyon, Vitte et Perrusel, 1888, in-8°.

BOUCHAUD (Dr). Contracture de la main gauche de nature hystérique disparaissant pendant le sommeil. Lille, bureaux du *Journal des sciences médicales*, 1888, in-8°.

DESSOIR (MAX). Bibliographie des modernen hypnotismus. Berlin, Duncker, 1888, in-8°.

DREYFOUS (Dr FERDINAND). De l'hystérie alcoolique. Paris, Delahaye et Lecrosnier, 1888, in-8°.

FRANCO (P. JEAN-JOSEPH). L'hypnotisme revenu à la mode, traduit de l'italien par Villiers de l'Isle-Adam. Le Mans, Leguicheux, 1888, in-12.

GUERMONPREZ (Dr). Il y a lieu d'interdire les séances publiques d'hypnotisme. Bruxelles, Lamertin, 1888, in-8°.

GUILLEMET (Abbé). Hypnotisme et psychologie. Paris, Pillu-Vuillaume, 1888, in-12.

HUCKEL (ARMAND). Die Rolle der Suggestion bei gewissen Erscheinungen der Hysterie und der Hypnotismus. Jena. Fischer, 1888, in-8°.

MÉRIC (Abbé). Le merveilleux et la science, étude sur l'hypnotisme. Paris, Letouzey et Ané, 1888, in-8°.

PICHON (Dr G.). Des troubles de la vision dans l'hystérie et dans quelques affections mentales. Paris, Baillière, 1888, in-8°.

SALLIS. Der Hypnotismus in der Geburtshilfe. Berlin, Heuser, 1888, in-8°.

SANTINI (E.). Hypnotisme et suggestion. Paris, Le Bailly, 1888, in-8°.

BAIERLACHER (EDUARD). Die suggestions Therapie und ihre Technik. Stuttgart, Enke 1889, in-8°.

BLEEHMANN (Dr JULES). Cas d'hystérie, accompagnée de phénomènes léthargiques et de paralysie de la langue, guérie par l'électricité. Paris, bureaux du *Journal de médecine de Paris*, 1889, in-8°.

CHARCOT (J.-M.). Novos estudos sobre a hysteria, por J. M. Charcot, trad. por Souza Leite. Paris, Steinheil, 1889, in-8°.

COSTE (Dr). L'inconscient, étude sur l'hypnotisme. Paris, Baillière, 1889, in-12.

DUCLOUX (Dr PAUL). L'hypnotisme thérapeutique. Montpellier, Boehm, 1889, in-8°.

DUTIL (A.). Hystérie et neurasténie associées. Paris, Doin, 1889, in-8°.

GADEAU DE KERVILLE (HENRI). Expériences de suggestion mentale pendant l'état de veille. Rouen, Lecerf, 1889, in-8°.

GRASSET (J.). Clinique médicale de l'hôpital Saint-Eloi. Leçons sur un cas d'hystérie mâle, avec astasie-abasie. Montpellier, Coulet, 1889, in-8°.

GUERMONPREZ (Dr). Congrès international de l'hypnotisme tenu à Paris du 8 au 12 août 1889. Lille, Quarré, 1889, in-8°.

GUINON (GEORGES). Les agents provocateurs de l'hystérie. Paris, Delahaye et Lecrosnier, 1889, in-8°.

LAURENT (Dr EM.). De l'hystérie pulmonaire chez l'homme. Paris, aux bureaux de l'*Encéphale*, 1889, in-8°.

LIÉGEOIS (JULES). De la suggestion et du somnambulisme dans leurs rapports avec la jurisprudence et la médecine légale. Paris, Doin, 1889, in-18.

LUYS (Dr J.). Leçons cliniques faites à l'hôpital de la Charité. Applications thérapeutiques de l'hypnotisme. Paris, Levé, 1889, in-8°.

MARIN (Dr). L'hypnotisme théorique et pratique, comprenant les procédés d'hypnotisation. Paris, Kolb, 1889, in-18.

MESNET (Dr). Troubles fonctionnels des sens et des sensibilités dans l'hypnotisme. Paris, Blot, 1889, in-8°

MOLL (ALBERT). Der hypnotismus. Berlin, Kornfeld, 1889, in-8°.

MORAND (Dr J. S.). Le magnétisme animal (hypnotisme et suggestion), étude historique et critique. Paris, Garnier, 1889, in-18.

PREYER (WILHELM). Biologische zeitfragen (Questions biologiques contemporaines, l'hypnotisme). Berlin, 1889, in-8°.

ROSSI-PAGNONI (F.) MORONI (Dr). Quelques essais de mediumnité hypnotique. Paris, 1889, in-8°.

THERMES (Dr G.). Traité élémentaire d'hygiène et de thérapeutique de l'hystérie. Paris, Lecrosnier et Rabé, 1889, in-18.

BENTIVEGNI (ADOLPH VON). Die hypnose und ihre civilrechtliche Bedentung. Leipzig, Gunther, 1890, in-8°.

BITOT (Dr EM.). L'hystérie mâle dans le service de M. le Dr Pitres, à l'hôpital Saint-André de Bordeaux. Paris, Doin, 1890, in-8°.

BLOCH (Dr MAURICE). Hystérie, ataxie locomotrice, morphinomanie. Bons résultats de la suggestion hypnotique dans le traitement de la morphine. Paris, 1890, in-16.

DUCLOUX (Dr PAUL). Histoire d'une hystérique hypnotisable traitée et guérie par la métallothérapie. Montpellier, Boehm, 1890.

FOVEAU DE COURMELLES. L'hypnotisme. Paris, Hachette, 1890.

GRASSET (J.). Clinique médicale de l'hôpital Saint-Eloi. Leçons sur deux cas d'hystérie provoquée par une maladie aiguë (fièvre typhoïde et grippe). Montpellier, Coulet, 1890, in-8°.

HERVÉ (Dr PAUL). Essai sur la suggestion mentale. Le Mans, Monnoyer, 1890, in-8o.

LELONG (Abbé). La vérité sur l'hypnotisme. Paris, Roger et Chernovis, 1890, in-8°.

LUYS (J.). Hypnotisme expérimental. Les émotions dans l'état d'hypnotisme. Paris, Baillière, 1890, in-16.

LUYS (J.). Hôpital de la Charité. Leçons cliniques sur les principaux phénomènes de l'hypnotisme, dans leurs rapports avec la pathologie mentale. Paris, Carré, 1890, in-8°.

TUCKEY (C. LLOYD). Psycho-therapeutics; or, Treatment by hypnotism and suggestion. London, Baillière, 1890 in-8°.

BÉRILLON (Dr). Hypnotisme et suggestion, théories et applications pratiques. Paris, Société d'éditions scientifiques, 1891, in-8°.

BERNHEIM (Dr). De la suggestion et ses applications à la thérapeutique. Paris, Doin, 1891, in-8°.

FERET (Abbé). La cause de l'hypnotisme. Paris, Téqui, 1891.

LAURENT (Dr EMILE). Les suggestions criminelles. Lyon, 1891, in-8°.

LIÉBEAULT (Dr A. A.). Thérapeutique suggestive, son mécanisme, propriétés diverses du sommeil provoqué. Paris, O. Doin, 1891, in-18.

MOREAU (Abbé). L'hypnotisme, étude scientifique et religieuse. Paris, Leday, 1891, in-8°.

NIZET (HENRI). Suggestion. Paris, Tresse et Stock, 1891, in-18.

TARCHANOFF (JEAN DE). Hypnotisme, suggestion et lecture des pensées; traduit du russe par E. Jaubert. Paris, Masson, 1891, in-18.

TOURNOUDE (Abbé). L'hypnotisme, ses phénomènes, ses dangers. Paris, Bloud et Barral, 1891.

CLAVERIE (Abbé F.). Étude sur l'hypnotisme. Aire-sur-l'Adour, Dehez s. d. in-8°.

DOLHAGARAY. Essai sur l'hypnotisme, Amiens, Rousseau-Leroy, s. d. in-8°.

HACK TUKE. Le corps et l'esprit, action du moral et de l'imagination sur le physique. Paris. s. d.

POLYBIBLION, septembre 1893.

ARCHEVÊCHÉ DE TOULOUSE.

*Le 6 décembre* 1889.

MONSIEUR LE DIRECTEUR,

Je suis d'autant plus heureux de bénir *votre Œuvre des Bons Livres*, que je connais, par ma vieille expérience, le bien qu'elle est appelée à faire, tant au clergé qu'aux fidèles. Mon vœu le plus cher est que cette œuvre prenne une grande extension....

† J.-H. CARDINAL DESPREZ.

---

ARCHEVÊCHÉ DE LYON.

*Le 2 décembre* 1889.

MONSIEUR L'ABBÉ,

Je bénis l'œuvre de tout mon cœur et je lui désire le succès qu'elle mérite.

Veuillez m'inscrire au nombre de vos souscripteurs pour *toute la collection*.

† A.-JOSEPH CARDINAL FOULON.

---

ARCHEVÊCHÉ D'AVIGNON.

*Le 3 décembre* 1889.

MONSIEUR L'ABBÉ,

Mettre les bons livres à la disposition de tous par la publication d'éditions exactes, belles et à bon marché, c'est répondre à un des besoins les plus urgents de notre époque...

Je regarde donc, Monsieur, comme un devoir d'encourager ceux qui poursuivent ce noble but ainsi que vous le faites, avec intelligence et dévouement. Que Dieu seconde vos efforts et leur accorde un plein succès...

† ANGE, Archevêque d'Avignon.

---

ARCHEVÊCHÉ DE CHAMBÉRY.

*Le 29 novembre* 1889.

MONSIEUR L'ABBÉ,

L'Œuvre des Bons Livres que vous prenez la peine de publier, me paraît être appelée à rendre de très grands services aux élèves de nos grands et de nos petits séminaires, et spécialement aux jeunes prêtres...

Aussi est-ce avec bonheur que je joins mon approbation, mes éloges et mes vœux à ceux que vous avez reçus d'un grand nombre de mes vénérés collègues et du Pape lui-même.

Je vous prie de m'envoyer la collection entière des volumes qui ont paru jusqu'ici, et successivement, ensuite, celle des volumes en préparation...

† FRANÇOIS DE SALES ALBERT....
Archevêque de Chambéry.

---

Paris. — Imp. Gustave Picquoin, 53, rue de Lille.

67

www.ingramcontent.com/pod-product-compliance
Ingram Content Group UK Ltd.
Pitfield, Milton Keynes, MK11 3LW, UK
UKHW021130230726
13926UKWH00002B/703

9 782014 449600